AF313192

PETIT TRAITÉ

DE LA

FERRURE DU CHEVAL

Tg 25
15
A

DU MÊME TRADUCTEUR

**Le pied du cheval et la manière de le conserver
sain**, par William Miles, Esq. 8ᵉ édition. Londres, 1856,
traduit de l'anglais par M. Guyton, docteur en médecine,
ancien interne des hôpitaux de Paris. — Auguste Goin, 82, rue
des Écoles, Paris, 1862.

**Remarques sur la condition des hunters, le choix
des chevaux et leur traitement,** par Nimrod. 4ᵉ édition, traduite de l'anglais par M. Guyton. — Auguste Goin,
82, rue des Écoles, Paris, 1862.

CORBEIL. — TYP. ET STÉR. DE CRÉTÉ.

PETIT TRAITÉ

DE LA

FERRURE DU CHEVAL

PAR

WILLIAM MILES, Esq.

Auteur du *Pied du cheval*, etc.

TRADUIT DE L'ANGLAIS SUR LA TROISIÈME ÉDITION

Par M. GUYTON

DOCTEUR-MÉDECIN, ANCIEN INTERNE DES HOPITAUX DE PARIS

SECONDE ÉDITION

Avec appendice décrivant un nouveau fer désencasteleur.

« Les minuties font la perfection ; mais
la perfection n'est pas une minutie. »

PARIS

P. ASSELIN, SUCCESS. DE BÉCHET JEUNE ET LABÉ

LIBRAIRE DE LA FACULTÉ DE MÉDECINE DE PARIS

Et de la Société impériale et centrale de médecine vétérinaire

Place de l'École-de-Médecine

1865

A MESSIEURS

GAYOT, DE THANNEBERG & Marquis DE CROIX

TÉMOIGNAGE

DE VIVE RECONNAISSANCE POUR LE BIENVEILLANT ACCUEIL
DONT ILS M'ONT HONORÉ

M. GUYTON

DU SYSTÈME DE FERRURE DE M. MILES

« Pas de pied, pas de cheval, » répètent à l'envi tous les auteurs, et chacun sait par la moindre expérience combien cette partie est le siége le plus fréquent de la boiterie. Cet axiome traduit en peu de mots l'importance de la ferrure, dont la découverte s'est fait si longtemps attendre et les conséquences ont eu, sur l'avenir des sociétés, une immense portée. Sa pratique a subi bien des phases, passé par beaucoup d'essais, sans que des mains habiles l'aient peut-être encore conduite à la perfection et préservée des dommages qu'elle occasionne. Pourtant les procédés indiqués ici me semblent les plus rationnels, les mieux exécutés, les plus efficaces qu'on puisse suivre pour la ferrure ordinaire, quelle que soit la conformation du sabot, quand cette conformation toutefois n'est pas le résultat extrême d'une avarie pathologique. A de tels accidents correspond la série trop nombreuse de fers de toutes figures, ayant la prétention de satisfaire les indications particulières. Ceux que nous décrirons, adoptés communément, adoptés dès le début du ferrage, restreindraient singulièrement, je n'en doute pas, l'emploi des derniers en conservant, autant que possible, au pied l'intégrité de ses formes primitives, ou en les améliorant dans bien des circonstances lorsqu'elles sont défectueuses.

Imposée par les inconvénients qui annulaient bientôt l'utilité du cheval, l'application d'un revêtement métallique, cloué au sabot, fut certainement une des audaces de l'esprit humain. Comme tout art dont le sujet est l'être vivant, celui-ci adopta, et même propage encore, l'usage de méthodes relevant d'opinions plus ou moins raisonnées. Obligé constamment à chercher la solution des problèmes que lui présente la nature, l'homme trop souvent, au lieu d'étudier ses actes et ses lois, s'en considère comme le directeur et le maître. En face du malade il voulut expliquer la cause intime des perturbations éprouvées, expliquer selon la physique, la chimie ou la divination, l'action du médicament, puis, armé de l'idée qu'il se faisait de ces deux inconnues, il traitait une erreur par une absurdité, sous prétexte de combattre une maladie par un remède. Ainsi pour le pied, sans être fixés sur la connaissance parfaite des parties qui le composent et de leur rôle fonctionnel, nous prétendons améliorer son mécanisme : avec les instruments on taille le sabot de toutes façons, avec le fer on tente d'en changer les appuis ou la forme : les uns rognent la pince, ménagent les talons, renforcent les éponges, afin de rejeter la charge en avant et de soulager les tendons ; les autres garnissent seulement la pince et les quartiers, abattent les talons, les laissent porter à nu la fourchette pressant le terrain ; ceux-ci font bomber le fer, le relèvent vers ses parties antérieure et postérieure, le façonnent *en bateau*, de sorte que le cheval se trouve presque en équilibre instable ; ceux-là vont jusqu'à fausser les aplombs pour réformer certains mouvements défectueux par la sensation douloureuse qui contraindrait, selon eux, l'animal à activer ou modifier son allure ; c'est bien, pour le coup, traiter un contre-sens par une cruauté. Quelques-uns préconisent la garniture dépassant largement la muraille dans le tiers postérieur et en talon, croyant donner aux points de support une étendue plus considérable et produire l'élargissement forcé du sabot, prétentions singulières dont nous reparlerons. Si ces divers systèmes, réservés à quelques circonstances, rendent réellement des services, ils n'en sont pas moins pernicieux dans l'état normal.

L'observation plus exacte de la nature permet de rectifier ces fausses appréciations, et d'établir deux principes qui doivent dominer désormais la pratique du ferrage ; ce sont l'élasticité de la boîte cornée, puis le maintien des aplombs réguliers.

L'existence de l'élasticité, à peine soupçonnée dans la corne par les auteurs anciens, a tiré sa démonstration positive d'expériences encore récentes, malgré les contestations renouvelées de nos jours s'appuyant sur le raisonnement contre le fait. Il semblerait pourtant que la simple réflexion eût dû plutôt inspirer les moyens de la constater. Si l'on examine, en effet, avec soin la structure anatomique et les fonctions physiologiques spécialement du membre antérieur, auquel incombe la majeure partie d'un fardeau démesurément accru, lors des actions extrêmes, par la vitesse avec laquelle il s'abat sur terre ; le mode d'attache des épaules qui suspendent réellement le squelette sur des ressorts ; la direction des jointures inférieures et l'agencement de leurs liens, toutes conditions calculées pour amortir la violence des chocs, il est difficile d'admettre que le sabot, qui doit les subir d'abord, n'aurait pas la faculté de les amoindrir et viendrait heurter le sol comme un bloc de bois inerte. D'ailleurs, la composition même du pied indique fatalement la nécessité de son expansion : sa base essentielle est un os recevant le poids entier de l'animal et le transmettant à l'ongle ; celui-ci forme un revêtement solide, dur à la surface, plus tendre à l'intérieur, incessamment sécrété autour de la phalange par des membranes intermédiaires douées d'une vitalité fort active, conséquemment très-sensibles, largement pourvues de vaisseaux et de nerfs : comprimées entre l'os surchargé, dont le tissu ne prête pas, et la corne inflexible, que fussent-elles devenues? La nature eût trahi une condamnable imprévoyance si elle n'y avait pourvu. Aussi les épreuves directes ont rigoureusement prouvé que l'étui corné cédait là où l'appui s'effectue en dernier lieu et le plus énergiquement, je veux dire dans le tiers postérieur à la région des talons. Rappelons brièvement la disposition de cette partie : ici la muraille, plus épaisse en avant parce qu'elle rencontre le terrain la première, s'amincit graduellement et rentre à l'intérieur pour constituer les barres; en outre, la voûte de la sole est interrompue et laisse un espace triangulaire, que remplit la fourchette formée d'une substance plus liante, souple et molle, que le reste de l'appareil unguéal. Lorsque le pied pose vigoureusement à terre, dans les allures développées, qu'arrive-t-il ? Le poids du corps transporté par les colonnes supérieures sur la troisième phalange, tend à lui faire exécuter un double mouvement, l'un d'enfoncement, l'autre de renversement en arrière à cause de la direction oblique en ce sens de son articulation : cette seconde impulsion déverse la charge sur la sole, le coussinet plantaire et ses bulbes, qui en transmettent les effets aux barres, à la fourchette, puis enfin à la paroi, selon le mécanisme suivant : la sole s'affaisse, ses deux branches s'écartent, sa circonférence cherche à repousser en dehors le bord inférieur de la muraille qui lui est intimement soudé ; les barres, avec la double convergence réciproque de leur extrémité antérieure et de leur bord supérieur, sont disposées de telle sorte que leur abaissement, sollicité par la pression, les rend plus horizontales, les rapproche l'une de l'autre vers ce bord supérieur et les éloigne vers l'inférieur, action qui se communique aux angles d'inflexion, et concourt à produire l'expansion latérale de concert avec les branches de la sole, dont l'effort agit au même instant en dedans sur la portion postérieure des quartiers ; la fourchette composée de corne expansible, attenant so-

lidement aux barres et par leur entremise à la
sole, — les trois parties forment un tout solidaire
et continu, — entre en jeu, descend légèrement et
se dilate. On la compare communément à une
clef de voûte, mais elle me semble avoir des fonctions assez différentes et spéciales : sa substance
manque de consistance pour forcer par elle seule
l'écartement des talons ; elle peut sans doute con-
tribuer à un pareil résultat lorsqu'elle appuie sur la
planche d'un fer ou le terrain comme avec certaines
ferrures ; mais dans l'ordre ordinaire, où elle ne subit point de pression directe en dessous, elle paraît
plutôt destinée à suivre la dilatation générale de
l'ongle ; c'est alors une clef de voûte se prêtant à la
divergence momentanée des piliers, puis repre-
nant son état primitif. L'étude et la démonstration
de l'élasticité du sabot ont été fondées par Bracy-
Clarck le premier avec l'inspiration et l'autorité du
génie ; le beau traité de l'*Organisation du pied*, par
M. le professeur H. Bouley, en fournit la preuve
évidente. D'autres expérimentateurs habiles ont
établi mathématiquement l'expansion de la muraille, l'abaissement de la sole, et sont parvenus à
les mesurer : Reeve, Miles, M. Merche en France,
par d'ingénieux procédés, en ont donné les chiffres.
Je ne puis rapporter ici les détails que mentionnent
leurs ouvrages.

Le second principe de l'art est le maintien in-
tégral des aplombs. En examinant chez le poulain
la station du pied vierge de ferrure, usé normale-
ment et sans défauts de formation, on voit que
l'appui s'opère depuis la pince sur les mamelles,

les quartiers, tout le talon ; la fourchette, la sole, conservant une notable élévation, viennent au contact du terrain, la première seulement par une puissance extrême d'effort dans les allures rapides, et l'une et l'autre quand il enfonce sensiblement. Le pied d'un membre, tous deux bien conformés, repose à terre sous un angle de 40 à 45 degrés : en cette situation de perpendicularité absolue du canon et d'inclinaison des phalanges, la répartition du poids se trouve le plus exactement distribuée aux os, à leurs ligaments, et la force musculaire déploie toute son énergie. Le but du ferrage est donc que le sabot pose suivant cette direction bien à plat par sa surface inférieure, sans rejeter la charge plus spécialement sur aucune partie. L'étude de la kératogénèse, ou production de la corne, nous apprend que là où les pressions sont plus fortes la sécrétion se montre moins active : il est indispensable alors de garder à l'ongle sa régularité de base et de ne point la déranger, ce qui compromettrait gravement les jointures, leurs moyens d'attache et de locomotion.

M. Miles édifie son système sur ces données : laisser au sabot la configuration et l'appui naturels, favoriser autant que possible son expansibilité ; il démontre que la conservation de l'élasticité est la sauvegarde de l'état sain du pied : si Bracy-Clarck exagéra cette propriété, ou, entraîné par une préoccupation dominante, prétendit trop la soustraire à toute contrainte avec son fer articulé, qui n'obtint pas de résultats pratiques satisfaisants, il n'en est pas moins vrai qu'il ouvrit la voie des améliorations les plus utiles, et tous, adeptes ou non, sont obligés de l'y suivre.

Turner inventa la méthode de la *clouture uni-latérale*, d'après laquelle les attaches sont disposées sur le quartier externe, une ou deux seulement sur l'interne, dont on facilite ainsi le développement et la dilatation. Frappé de leurs avantages et poursuivant les épreuves de Turner, M. Miles parvint à diminuer le nombre des clous par un changement de tournure qui imprime à son fer le cachet du progrès. Outre les caractères d'ajusture, de rainure, communs avec celui employé dès longtemps en Angleterre, le sien est rogné à la longueur exacte du pied, ses éponges sont *ramenées en dedans sur le bec de l'enclume* (1), suivent le contour du sabot sans le dépasser en arrière ni sur les côtés, et *arrivent jusqu'à affleurer la base de la fourchette* (2), tout en permettant son léger abaissement, car elles sont limées obliquement de leur bord supérieur interne à l'inférieur. On remarquera le nombre, la situation des cinq ouvertures des clous ; que les branches ont la même largeur et épaisseur de la pince aux talons ; que la surface correspondant au pied est parfaitement plane dans toute la partie qui supporte la muraille, et que le reste est occupé par une ajusture *en glacis prise sur l'épaisseur même du métal en le forgeant*. M. Miles, ayant aussi observé que le cheval marche toujours plus librement avec son vieux fer, place celui-ci sur le plat de l'enclume, note de

(1) Planche IV, fig. 1.
(2) Planche VI, fig. 1 et 2.

quelle quantité la pince en usant s'est relevée, et donne à cette portion du nouveau la même élévation, afin de prévenir les buttées et de faciliter le mouvement de bascule en avant du sabot qui va quitter le sol.

L'ajusture adoptée en Angleterre présente, comparativement à la nôtre, des mérites incontestables pour une appréciation réfléchie. Façonnée dans l'épaisseur des branches, elle laisse à la portion supérieure du fer deux surfaces distinctes, séparées par une arête bien dessinée (1) : l'une complétement plane en tous sens, sur laquelle repose la muraille dans toute sa longueur avec adaptation parfaite ; l'autre descendant en pente oblique régulière vers la rive du contour intérieur. Cette ajusture, réglée selon le vide qu'exige la conformation de la sole, ne dérange aucunement la symétrie de la face répondant au terrain (2), car elle demeure absolument plate et coïncide partout avec le plan sur lequel on l'applique. La nôtre, formée en martelant les branches de manière à excaver la portion recouvrant la sole, ne s'obtient qu'en donnant à leur face opposée une voussure prononcée, — surtout lorsque la couverture est large et le sabot peu voûté, — très-appréciable si on examine à hauteur d'œil le fer retourné : on observe alors que sa circonférence extérieure, la seule en rapport avec la paroi à laquelle elle sert de soutien, est plus basse que l'intérieure, et qu'il existe de l'une vers

(1) Planche IV, fig. 1.
(2) Planche IV, fig. 2.

l'autre une inclinaison qui rend inégale la portion intermédiaire, de sorte qu'en touchant terre la partie saillante reçoit la plus forte commotion, et jusqu'à certain point fait marcher le cheval, sinon pour la sensation douloureuse, du moins pour l'appui, comme sur un pied légèrement comble : puis le fer en cet endroit ne rencontrant guère que le vide ménagé entre la sole et lui, ne transmet plus au même degré le contact du terrain à la muraille, seule destinée à le subir. Or le but de la nature était précisément le contraire, puisqu'elle a voûté la sole et créé la paroi plus basse, pour que celle-ci dans l'état normal fût le véritable soutien par toute son étendue. En outre, on relève parfois le fer en pince et en éponges ; le cheval alors qui, dans les allures vives surtout, requiert un appui complet, juste et ferme sur le sol, en trouve un vacillant. Ces défauts s'atténuent un peu par la proéminence des clous d'abord vers la rive externe, — et cela n'ajoute pas, il s'en faut, à sa régularité, — puis par l'usure de la partie frottante ; mais la compensation n'est pas suffisante, et si les mauvaises conséquences n'en sont pas saisissables à première vue, elles doivent cependant exister, retentir sur les ligaments, les tendons moteurs, qui tâchent d'assujettir le membre dans un posé incertain. Notre ajusture encore admet facilement l'entrée de la boue ; celle-ci se dessèche, remplit l'intervalle entre le fer et la sole et le rend illusoire : tandis qu'avec l'autre la boue glisse sur sa surface oblique, séjourne moins, est plus facile à enlever par le lavage ou le cure-pied.

Quelle valeur également peut avoir la garniture, à laquelle on attribue la double propriété d'élargir les talons, de procurer au pied une base de sustentation plus large? Certains de ses partisans poussent les choses à l'absurde, et l'animal semble cheminer sur des raquettes. Les inconvénients sont trop grossièrement évidents pour les décrire, bornons-nous au fer ordinaire avec branches carrées. Le sabot y correspond par une portion plus ou moins restreinte : examinez l'ongle des chevaux ainsi chaussés, vous reconnaîtrez que le segment postérieur de la muraille touche souvent l'éponge par son bord extérieur seul. Avec cette limitation d'appui, l'élasticité des talons est moins sollicitée par l'influence du poids, puisqu'ils y sont soustraits en partie. Comment ce fer large et sa garniture pourraient-ils amener le développement des pieds trop étroits? Sans présenter ces monstrueuses saillies invitant toutes sortes d'agents à l'extirper, il est encore vrai qu'il offre une assez large prise aux résistances accidentelles, au terrain lui-même qui, dans un faux aplomb par exemple, s'en servira pour le faire basculer et l'arracher. Sa tenue incertaine nécessite des clous nombreux; ceux-ci fixant davantage le pourtour du sabot d'une manière invariable au métal inflexible, s'opposent à la mise en jeu de l'élasticité, cause unique qui maintienne et provoque l'élargissement des talons. Puis, en quoi le pied profiterait-il des projections du fer? car, en définitive, qu'il repose sur une surface excédante, ou simplement égale à la sienne, les points d'attouchement seuls établissent le support.

Partant de cet axiome irrécusable, « la nature savait mieux que nous quelle devait être la conformation du sabot chez le cheval, et si ses besoins eussent réclamé plus de largeur d'appui en talons, elle la lui aurait accordée, » M. Miles se contente d'adapter le fer rigoureusement à sa forme, quelle qu'elle soit, sauf, bien entendu, les anomalies et les défectuosités pathologiques. Ainsi justifiée, la configuration de son fer réalise les bénéfices suivants : l'éponge porte à la fois sur la muraille, les talons et l'origine des barres, leur communique partout l'effet du contact du sol, et conséquemment suscite, autant que possible, l'expansibilité de la corne, puisqu'en ce dernier endroit réside la faculté de dilatation : le fer, ne dépassant ni les côtés, ni l'arrière, est soustrait à l'action des forces extérieures, aux atteintes des autres pieds, à l'effort de *succion* qui s'opère quand le sabot enfonce dans une terre argileuse et tenace, aux fausses positions sur l'une ou l'autre branche, parce qu'en toute situation il rencontre la portion correspondante de la corne qui lui prête soutien ; enfin, résultat capital provenant des circonstances énumérées, on peut l'assujetir avec un nombre réduit de clous qui, distribués comme ils le sont, laissent les deux talons, la majeure partie de la paroi interne — la plus souple, — libres de céder. Semblables conditions travaillent efficacement au maintien de l'ongle dans son état normal ; plus que toutes autres elles conservent et réparent cette largeur des talons désirée, tandis que par les procédés ordinaires il est rare que le pied, ferré depuis longtemps, ne tende ou ne soit point arrivé au resserrement. N'est-ce pas en dispensant mieux l'appui sur la partie postérieure, soit avec l'intermédiaire de la fourchette que comprime directement la planche du fer, soit avec la ferrure *en croissant*, que, l'élasticité retrouvant une excitation plus vive à fonctionner, le sabot se rétablit ?

Répétez une expérience bien facile : mesurez, chez le cheval soumis de longue date au service, le diamètre transverse des talons, puis vous le traiterez suivant le système Miles, secondé par l'usage des onguents qui assouplissent la corne ; après trois ou quatre mois, parfois moins, vous constaterez un élargissement souvent très-marqué pour les bêtes atteintes de contraction. Le manque de garniture ne doit pas nous préoccuper ; rappelons-nous que jamais on n'en ménage à la paroi interne, parce qu'elle exposerait à de graves blessures, et cela sans compromettre la solidité de l'animal.

Le petit nombre des clous permet de renouveler fréquemment la ferrure, chaque quinze jours ou trois semaines, de réprimer l'exubérance de la corne sans lui causer d'avaries, au grand bénéfice de sa sécrétion devenant ainsi plus active, et du cheval dont le sabot offre aux résistances un bras de levier moins préjudiciable. La méthode de M. Miles est précieuse également pour les jeunes poulains qu'on livre au travail anticipé, avant la croissance complète, et chez lesquels le ferrage prématuré risque d'arrêter le développement du pied, tandis qu'avec elle il continue ou même s'améliore.

La rainure du fer présente des avantages réels : les clous de forme appropriée s'y encastrent parfaitement, leurs têtes ne dépassent point ses bords, et le cheval en quittant la forge marche aussi à l'aise qu'avec sa vieille chaussure. Les étampures, comme nous les perçons, embrassent une partie seulement des têtes en double pyramide de nos clous ; leur saillie ordinairement d'un tiers rend inégale la surface inférieure du fer, place le sabot sur des aspérités, qui accrochent le terrain ; aussi voyons-nous souvent qu'elles se brisent les premiers jours après l'implantation et l'animal devenir plus libre d'action quand elles ont usé à niveau.

Notre exposé intéresse uniquement le pied antérieur ; celui de derrière ne mérite pas autant l'examen : différent de position, presque d'emploi, l'agencement et les propriétés de son ongle ne sont pas semblables, ne jouissent pas de facultés aussi étendues ; en conséquence, son ajustement est bien plus facile, et la plupart des maladies graves y sont rares, sinon inconnues.

Cette étude a pour but de mettre en évidence la justesse et les bienfaits d'un système de ferrure appelé, je n'en doute pas, à rendre de grands services aux amateurs qui usent largement du cheval, et même à modifier, dans le sens des principes les plus essentiels, les pratiques non raisonnées des maréchaux dont la bête de travail lent compose la clientèle. La base fondamentale de ses procédés est la connaissance acquise de la faculté d'élasticité dans le sabot, et de son mode de fonctionnement. Ces doctrines s'imposeront ; elles ont depuis quelques années influencé la routine, car on place maintenant les clous bien moins en arrière qu'autrefois. Nous admettrons désormais que l'élasticité conservée est la condition dominante de l'état sain du pied, et qu'il faut avant tout en tenir compte chez le cheval principalement dont on veut obtenir la rapidité des allures.

Notre caractère incline volontiers vers la répulsion systématique et orgueilleuse de ce qui nous vient de l'étranger, mais la science plus équitable repousse ces malveillances de nationalité ; leurs déclamations désagréables ne satisfont que les amours-propres désœuvrés. Le maréchal dans ses opérations ne diffère pas essentiellement du chirurgien qui pose un appareil : tous deux doivent s'instruire, adopter les meilleures méthodes justifiées par le raisonnement et l'expérience, sans distinction d'origine. Interprète de l'enseignement d'un autre, en tout ceci rien n'est à moi ; j'ai désiré être utile aux propriétaires de chevaux en leur offrant la traduction plus littérale que littéraire d'un ouvrage qui sera pour M. Miles un titre d'honneur ; qu'elle soit seulement pour moi un gage de ma gratitude envers lui.

Docteur M. Guyton.

Nuits, juin 1865.

EXPÉRIENCES

SUR LA DILATATION DU SABOT

———

L'article suivant, que je crois utile de joindre à la traduction du *Petit Traité de la ferrure*, est tiré de l'ouvrage de M. Miles *The horse's foot, and how to keep it sound*, huitième édition, et servait de préface à la septième.

« En publiant, dit-il, une septième édition de mon livre, je sens que je manquerais de courtoisie envers ceux qui m'ont fait l'honneur d'en rendre nécessaire une nouvelle, si je la laissais imprimer sans quelques remarques sur les doutes qu'un petit nombre de personnes a tenté de jeter sur le fait de la dilatation du pied du cheval. Durant la dernière année plusieurs expériences attentives et ingénieuses ont été faites et décrites en vue de prouver que le pied du cheval ne saurait posséder la faculté de dilatation. Si cela peut être une fois établi, nous n'avons pas besoin de nous inquiéter désormais de la méthode suivant laquelle nos chevaux sont ferrés, car une barre de fer clouée d'un talon à l'autre serait une aussi bonne ferrure que nous puissions le désirer. Je n'ai pas la moindre disposition à aborder ce sujet dans un esprit de controverse; mais comme chaque

observation dans mon livre, chaque conseil qu'il ren-
ferme, sont basés sur la présomption que le pied
du cheval se dilate *réellement*, je me trouve obligé
d'établir clairement pour quel motif je suppose qu'il
le fait, et d'expliquer en outre les raisons qui ap-
puient cette opinion.

Je passerai par-dessus toutes déductions théori-
ques tirées de la structure anatomique du pied, et je
me bornerai aux preuves mécaniques, qu'il est au
pouvoir de tout le monde de vérifier par soi-même.
La première et la plus simple qui se présente à mon
esprit est celle-ci : après avoir ôté un fer du devant,
levez le pied comme font les forgerons quand ils le
préparent à recevoir un nouveau fer : dans cette position saisissez-le solidement avec les deux mains,
en plaçant chaque pouce sur le point de jonction
entre la muraille et la barre des deux côtés ; puis,
ayant assuré une prise solide des pouces, tirez en
dehors avec la plus grande puissance que ces doigts
pourront exercer ; et si c'est un pied passablement
sain et bien conformé, vous vous apercevrez immédiatement non-seulement que la muraille cède à la
traction, mais encore que les fentes et les fissures de
la surface de la fourchette s'ouvrent et se ferment
suivant que la force est appliquée ou suspendue :
ceci, je pense, peut être à juste titre offert comme
une preuve que la corne est élastique. Mais l'expérience sur laquelle je compte pour démontrer que
la propriété d'élasticité du sabot est mise en action
par le poids du cheval, en est une que j'ai répétée
nombre de fois et à courts intervalles, durant ces dix
dernières années, sur mes propres chevaux et d'au-

tres encore, toujours avec le même résultat, variant
seulement de degré chez les différents individus. Il
est vrai que j'ai rencontré quelques chevaux dont les
pieds, par une longue série de mauvaises ferrures et
un séjour prolongé dans des stalles, ont presque entièrement perdu la faculté de dilatation; mais comme
c'était une conséquence nécessaire du traitement
qu'ils avaient subi, je n'en étais pas le moins du
monde surpris ni désappointé. La question, je crois,
est celle-ci : si les pieds de mes chevaux s'élargissent
sous leur poids, ce qu'ils font d'une manière très-sen-
sible, les pieds des autres chevaux se comporteraient
de même s'ils étaient pareillement traités.

L'expérience, dont j'ai parlé, s'exécute comme il
suit : je prends deux planches parfaitement planes,
épaisses de trois quarts de pouce, et d'environ huit
pouces de long sur six de large; sur ces planches j'é-
tends une feuille de fort papier à écrire, que je commence par tremper tout entière dans l'eau, puis je la
pose sur une face de la planche, après quoi j'enduis de
colle les bords de celle-ci et je rabats le papier contre
eux : le tout sèche ensemble et adhère énergiquement.
On découpe dans l'une des planches une pièce triangulaire assez grande pour loger la fourchette et permet-
tre au talon du sabot de toucher le papier : sans cette
précaution, il serait impossible d'arriver à l'exactitude,
en dessinant le pied du cheval, avec la proéminence
de la fourchette quand le pied est levé : le papier qui
recouvre cet intervalle doit être coupé en travers dans
plusieurs directions, et les extrémités et bords sont
collés aux côtés du trou : cette planche ainsi prépa-
rée est fortement appliquée sur le pied déferré par

un aide, tandis qu'un autre tient levé le pied lui-
même ; puis un crayon plat et solide, à pointe fine,
est conduit tout autour des bords du sabot. Si simple que paraisse être cette opération, je puis assurer
au lecteur que pour être correctement exécutée elle
exige beaucoup de soins, et quelques incommodités
personnelles résultant de la difficulté de bien voir si
la pointe du crayon est complétement perpendiculaire à la planche et en contact immédiat avec la circonférence du sabot dans tout son parcours, ce que
l'opérateur ne peut faire qu'en s'asseyant sur le terrain, la tête engagée de confiance sous le membre
tenu levé. Il n'y a aucune difficulté à tracer le dessin
du pied quand il porte à terre ; il faut seulement que
la seconde planche soit placée sous lui, et que le pied
du côté opposé soit relevé ; l'opérateur, en se mettant simplement à genoux, dirige aisément par la
vue la pointe de son crayon tout autour du sabot.

J'ai répété l'expérience avec le plus grand soin ce
matin, et, désirant y apporter toute l'attention possible, j'ai choisi pour sujet non pas celui qui a les pieds
les mieux conformés, mais le moins impatient de
mes chevaux : j'en ai d'autres qui auraient présenté
un plus haut degré de dilatation, mais il n'eût pas
été prudent d'aventurer ma tête assez longtemps
immédiatement au-dessous du pied levé d'aucun
d'eux : j'ai néanmoins essayé chez tous, mais pas
peut-être avec la même attention scrupuleuse sur la
pointe du crayon que j'ai apportée dans ce dernier
cas. Le résultat peut être considéré comme tant soit
peu au dessous de l'égalité d'expansion pour les
sabots des chevaux qui ont été pendant quelques

années convenablement traités sous le rapport de la ferrure, de la stabulation et de l'exercice.

..... Notre principale affaire est maintenant la comparaison du dessin du pied *levé* avec celui du pied *posé*... Il y a une différence très-marquée, se montant, au total, à un demi-pouce carré sur toute la superficie de l'aire de la corne, et elle ne saurait provenir que de l'expansion qu'a subie l'ongle sous le poids du cheval, ou, je dirai plutôt, sous le poids de l'avant-main ; car dans cette expérience on se rappellera que le pied était simplement placé sur la planche posée à terre, et le membre correspondant levé, sans solliciter aucun effort de la part de l'animal, sans s'opposer aucunement à l'action des jambes de derrière, ou les empêcher de continuer à soutenir la charge de l'arrière-main. Si vous trouvez que, dans ces circonstances, le pied à un pouce et demi du talon s'élargit en dehors dans l'étendue d'un huitième de pouce, ce n'est certainement pas trop d'en inférer que l'expansion sera plus considérable quand le poids du cheval, combiné avec celui de cavalier, tombe avec une énorme impétuosité sur l'un ou l'autre des pieds antérieurs, comme cela arrive après chaque enjambée dans une allure rapide.

La plus grande somme d'élargissement que j'aie jamais rencontrée s'est présentée dans le sabot d'un cheval qui avait été névrotomisé environ quatre ou cinq mois auparavant ; il était à très-peu près le double de celui dont je viens de parler. »

PRÉFACE

DE LA SECONDE ÉDITION

La première publication du « *Petit Traité de la ferrure du cheval* » a été accueillie avec tant de faveur chez nous et à l'étranger, elle a été honorée par des marques si évidentes d'approbation, que j'ai été conduit à en donner une seconde édition sous une forme plus économique, dans l'espérance de propager davantage les bons principes de la ferrure, en la mettant à la portée de beaucoup de gens, dont l'attention n'a pu jusqu'ici être dirigée sur l'importance de ce sujet, et pour lesquels il est intéressant, puisqu'il concerne le soulagement futur de leurs chevaux, et de plus, touche à leur sûreté personnelle et à leur bourse.

J'ai été gratifié de tant de communications, qui apportent un témoignage direct à la valeur de la méthode, par toutes les classes de personnes depuis les maîtres d'équipage de chasse, jusqu'aux forgerons de village, que son utilité et la facilité de son exécution peuvent être considérées comme placées au-dessus de la discussion ; et si j'avais besoin d'une preuve indirecte, je croirais pouvoir la tirer loyalement de cette circonstance que j'ai reçu « le

Traité » par la poste de Francfort, traduit en allemand par une main inconnue (qui n'est évidemment pas celle de M. Guitard, auquel j'accordai la permission de traduire et de publier mon ouvrage sur le *Pied du cheval*), et encore de cette autre, que « Frank Forester » l'a reproduit tout entier, précédé de quelques remarques les plus louangeuses, dans ce travail consciencieux sur « *le Cheval d'Amérique* », publié dernièrement à New-York.

On ne peut guère s'attendre ici que dans un livre, principalement destiné à l'usage des forgerons qui ferrent, j'examine ou entreprenne de réfuter les craintes mal fondées de ceux qui se contentent de composer des théories spéculatives dans leur cabinet, plutôt que d'en appeler à leur raisonnement à la forge : en vérité, le grand nombre d'épreuves des avantages de la méthode pour le pied du cheval qui ont été faites par moi et les autres, rendrait une telle entreprise inutile, même si je la jugeais désirable : je m'en suis donc tenu entièrement aux détails et aux instructions pratiques, en les accompagnant d'observations calculées pour mettre à même tout forgeron, doué de bonne volonté et d'une capacité ordinaire, de se rendre bon ferreur, au grand avantage de lui-même, de ceux qui l'emploient et de leurs chevaux.

Dixfield, Exeter, 18 juin 1858.

PRÉFACE

DE LA TROISIÈME ÉDITION

Bien que je ne puisse rien ajouter, ni rien changer aux principes de la ferrure du cheval, que je me suis efforcé d'enseigner dans les deux premières éditions, je pense qu'il n'est pas sans importance, et pour ceux qui ont adopté déjà la méthode, et pour ceux dont les appréhensions les en détournent encore, de consigner ici, en publiant la troisième, un certain nombre de résultats confirmatifs tirés de l'expérience des deux dernières années, et plus spécialement ceux qu'a fournis l'exercice de la chasse vers la fin d'une saison, comme celle se terminant actuellement : elle fut signalée par une abondance de pluie sans antécédents qui rendit le terrain très-lourd et profond, et mit bien plus à l'épreuve la solidité des fers, durant les derniers mois, qu'aucune des précédentes depuis plusieurs années. En consultant les registres tenus à l'Institut de Devon et d'Exeter, je trouve que la quantité d'eau tombée dans les trois mois de novembre, décembre et janvier, atteignit onze pouces et quart, tandis que le total pour les trois mêmes époques des cinq ans antérieurs s'élevait à moins de moitié, la somme étant seulement de cinq pouces et quart.

Sans énumérer tous les chevaux ayant porté sûrement leurs fers pendant la saison avec cinq clous, il suffira probablement de limiter mes remarques sur quatre d'entre eux appartenant à deux gentlemen, qui l'un et l'autre pèsent plus que la moyenne, et dont l'un dépasse beaucoup le poids ordinaire de ses confrères : tous deux sont excellents cavaliers à travers champs, suivent vaillamment les chiens, et occupent toujours les meilleures places dans la course. Le premier ferrait ses chevaux selon mon système depuis quatre ou cinq ans, soulageant accidentellement leurs pieds, en été, par le retranchement de deux clous sur les cinq ; il ne redoutait donc rien et n'éprouvait aucune surprise de n'avoir pas perdu un seul fer ; le second, qui commençait cette expérimentation, témoignait de vives inquiétudes d'abord ; mais deux ou trois ferrages lui prouvèrent la futilité de ses appréhensions, et désormais il eut plus de confiance en cinq clous que l'année précédente en sept ou huit, parce qu'alors ia perte d'un fer n'était point chose rare pour lui, tandis que maintenant la pensée d'un accident semblable ne lui vient même pas à l'esprit. Le cheval, dont il me pria au début de surveiller la ferrure, s'était acquis une haute réputation en Irlande comme coureur de steeple-chase, et je dois dire que ses jambes accusaient largement leur fréquentation des murs en pierres ; elles étaient complétement arrondies et défigurées par diverses saillies osseuses : néanmoins son propriétaire l'avait payé un très-haut prix. C'est un animal vigoureux et résistant ; un mur de six pieds ne l'arrête pas (1). Quand je le vis la première fois, il était horriblement ferré et portait sept attaches à chaque fer antérieur, ce qui évidemment contribuait en grande partie au mauvais état de la corne et au gonflement des membres qu'il présentait alors ; car, aussitôt qu'on eut délivré ses pieds de la contrainte produite par les clous internes, ses jambes devinrent moins rondes, bien qu'il eût régulièrement chassé à tour de rôle avec l'autre cheval : dès la troisième ferrure le doigt pouvait distinctement sentir les ligaments suspenseurs ; puis, quand je le fis ferrer ces jours derniers, ils étaient parfaitement visibles et les membres avaient recouvré leurs méplats : en outre, les sabots offraient une très-bonne proportion de corne morte prouvant que la sécrétion de l'ongle s'était accrue, tandis qu'aux ferrages précédents elle avait toujours fait défaut. Je ne doute pas, lorsque la chasse sera complétement fermée, que l'enlèvement de deux clous amènera chez lui une amélioration très-considérable et des jambes et des pieds. Le résultat le plus satisfaisant de la saison fut fourni par son compagnon d'écurie, appartenant au même gentleman, qui le montait alternativement avec celui mentionné plus haut : cet animal, bien que d'un mérite incontestable sur le terrain de chasse, a des sabots larges, plats et fragiles, rendant assez délicate la tâche de le courir en certains endroits. Je recommandai à son propriétaire

(1) Le pied anglais vaut 10 pouces 1/2 ; les 6 pieds font 63 pouces, ou 5 pieds 3 pouces de notre mesure. (*Traduction*)

d'essayer les cinq clous avec semelle; après avoir longuement exprimé ses doutes et de nombreuses appréhensions, il y consentit avec la condition que je surveillerais l'ajustement, ce à quoi naturellement je me prêtai. Grande fut sa satisfaction, au terme de la première journée, de reconnaître que le cheval non-seulement l'avait porté avec plus d'agrément que d'ordinaire à travers un sol très-défoncé, mais qu'il regagnait l'écurie ses fers au complet et solides aux sabots. Cette épreuve lui donna confiance et il continua de le monter jusqu'ici avec une semelle assujettie par cinq attaches : il me disait avant-hier être certain que son cheval avait presque toujours enfoncé jusqu'au boulet chaque jour de sortie durant les trois derniers mois, souvent jusqu'au genou ; que la veille de notre conversation il s'était embourbé par-dessus la queue, mais n'avait pas perdu un seul fer, et qu'il n'en accepterait pas le double du prix pour lequel il offrait de le vendre au commencement de la chasse.

Je citerai un autre cas qui montrera le grand soulagement obtenu du retranchement d'un clou, sur le quartier interne de chaque pied antérieur, chez un vieux hunter pur-sang qu'avait acheté un de mes amis au début de la saison dernière : il offrait de tous points le beau idéal de ce que devrait être un hunter portant du poids : passé maître dans son métier, il était bien connu dans la plupart des meilleures contrées de sport de l'Angleterre ; toutefois l'âge et les rudes travaux avaient réagi quelque peu sur lui, et l'empêchaient de se remettre des atteintes d'une journée sévère aussi prompte-

ment qu'il avait coutume de le faire au temps
passé. Mon ami s'y attendait, mais il ne prévoyait
pas l'état dans lequel il le trouva le lendemain matin de la première épreuve pénible qu'il eût sup-
portée : il me pria de l'accompagner et d'examiner
son pauvre cheval, ce que je fis : il m'est rarement
échu en partage de contempler un spectacle plus
lamentable que celui présenté par le malheureux
animal : il se tenait debout au milieu de sa box,
en apparence incapable, et bien évidemment sans
la volonté de se mouvoir ; il écartait légèrement les
membres antérieurs pour empêcher la charge de
l'avant-main de tomber en ligne droite sur ses
pieds ; la tête et l'encolure étaient considérable-
ment abaissées dans le même dessein. Le premier
coup d'œil me convainquit que sa détresse prove-
nait de souffrance des sabots ; je demandai à mon
ami comment il était ferré : il me répondit qu'il n'y
avait point regardé, pensant que ses fers devaient
être bien, puisqu'il lui arrivait directement d'une
écurie de chasse ; mais je ne me sentis pas telle-
ment assuré qu'ils fussent en bon point, que j'hé-
sitasse à examiner les pieds pendant leur poser ; je
découvris alors un clou placé fort en arrière sur le
quartier interne de chacun. J'envoyai chercher
immédiatement le maréchal ; je fis couper les rivets
des deux clous et refouler en partie avec le poinçon
leur tige en laissant les sabots appuyer encore sur
le sol ; mais afin de pouvoir les retirer complète-
ment des fers, il devenait nécessaire de lever le
pied, tâche difficile, car il se fût plutôt exposé à une
chute que d'essayer de porter son poids sur un seul

membre : cependant, en le soutenant du côté opposé, on réussit, et on arracha le clou postérieur des deux sabots. Je visitai l'animal trois heures après, et je confesse ma surprise en le voyant manger tranquillement et ne témoigner aucune répugnance à se mouvoir de droite et de gauche, se retourner même quand je l'y sollicitais : l'aspect de sa physionomie avait changé, il ne se ressemblait plus. Le matin suivant on le promena au pas pour l'exercer ; le second jour j'assistai à l'opération de lui ôter ses vieux fers, et de les remplacer par des neufs assujettis avec cinq clous, sans qu'il montrât le moindre malaise. Pourtant, lorsque mon ami cita le cas à un gentleman, qui a régulièrement chassé depuis son enfance et réellement en sait beaucoup sur cette matière, celui-ci le détourna vivement de courir le renard avec cinq clous seulement ; ils pouvaient, dit-il, suffire à l'écurie ou à l'exercice, mais point du tout à la queue des chiens. Néanmoins mon ami en jugea autrement : ayant été témoin du soulagement réalisé si promptement par l'enlèvement de ces deux clous, le cheval restant tranquille à l'écurie, il en conclut sagement que leur présence dans les fers durant une course vive devait avoir eu des inconvénients, pour ne rien accuser de plus : il se décida donc à ferrer désormais uniquement avec cinq clous ; il a toujours persévéré dans cette détermination, et il n'a jamais vu son cheval plus fatigué le lendemain d'une journée sévère que tout autre qui se serait trouvé en semblables circonstances.

Dixfield, Exeter, 25 février 1860.

PETIT TRAITÉ

DE LA

FERRURE DU CHEVAL

Il m'a été suggéré par plusieurs correspondants qu'un Petit Traité pratique sur la ferrure du cheval, débarrassé de toute autre question, rattaché à l'état normal du pied, serait très-agréable à la plupart des forgerons qui, au milieu de leurs travaux, n'ont ni le temps, ni la disposition d'étudier laborieusement un livre où, ce qu'ils ont besoin de trouver, est mélangé d'autres choses qui ne sont pas du ressort de leur profession. Je m'applique donc à rédiger un tel traité dans l'espoir que, tout en restant bien au-dessous de mes vues, je puis encore jusqu'à certain degré satisfaire un besoin qui s'est fait long-temps sentir chez beaucoup de monde. Les livres, actuellement en usage, sont écrits dans un style que la plupart des forgerons comprennent difficilement ; mon but sera donc de présenter les instructions, que je vais donner, dans le langage le plus simple que je pourrai, tel qu'il soit familier au moins instruit d'entre eux. Mais avant d'entrer dans le sujet de la ferrure, je dois noter deux choses auxquelles vous ne devez pas seulement ajouter foi, mais sur lesquelles il faut diriger votre pratique, si vous espérez jamais appliquer une ferrure réellement bonne :

la première est, que la nature a doté ce que les hommes de cheval appellent un pied bien conformé, de la forme la mieux appropriée aux besoins de l'animal, et la seconde, que le sabot se dilate quand le poids du cheval tombe sur lui, et se contracte quand il lui est soustrait; mais la simple adhésion à ces principes ne sera d'aucune utilité, si vous ne faites que le fer s'accommode au pied, et que les clous soient plantés de telle manière qu'ils permettront au sabot de se dilater et de se contracter ; car nous ferions aussi bien de ne rien croire du tout que d'admettre une chose comme bonne et de ne pas l'exécuter.

Clouer une chaussure de fer au pied d'un cheval en vie est une pratique contre nature; mais, comme elle doit être suivie, c'est notre devoir d'apprendre comment nous le pouvons faire avec le moindre dommage pour l'animal. En l'enseignant, je supposerai que je m'adresse à un jeune forgeron qui est près de ferrer son premier sujet.

Préparation du pied.

Vous devez commencer par ôter un des vieux fers, et je dis *un seul*, parce que les autres seront toujours laissés afin de fournir au cheval un appui : tous les chevaux seront plus tranquilles sur des sabots encore garnis qu'il ne le peuvent être sur des pieds déchaussés, et ils sont moins exposés à briser la muraille : beaucoup d'entre eux qui les ont sensibles éprouvent une véritable torture lorsqu'on les oblige à poser sur un pied nu pendant que le correspondant est levé pour être ferré.

Emportez d'abord tous les rivets avec le rogne-pied, et si le fer ne s'enlève pas alors facilement, repoussez quelques-uns des clous avec le poinçon, mais ne l'arrachez jamais de vive force, cela fend la muraille, élargit les cavités des clous et détruit la corne.

Le fer étant détaché vous râpez le *bord* du sabot à tout son pourtour, puis vous enlevez les chicots qui peuvent être restés dans la muraille. Vous parez alors le pied, ce qui exige à la fois des soins et de l'intelligence. Si le cheval a un pied fort et droit avec abondance de corne, vous raccourcirez la pince, abattrez les talons et les quartiers, et enlèverez la corne morte de la sole, puis aussi des recoins entre les talons et les barres ; la meilleure manière de procéder consiste à parer les barres presque de niveau avec la sole, et alors vous arrivez à la corne morte dans les recoins plus facilement. (L'instrument anglais appelé *drawing-knife*, couteau de pied, est d'un emploi plus sûr et plus commode que le boutoir : avec lui on donne mieux à la sole une configuration concave, en forme de voûte ; tandis que le boutoir, offrant une large surface plane, ne le saurait faire aussi bien ; il est difficile de l'incliner dans un sens convenable, et le plus souvent il ne coupe que par l'un de ses angles. TRADUCT.) La portion de la barre, saillante au-dessus de la sole, serait usée ou brisée, si le fer n'avait pas protégé le sabot contre le terrain : donc il est toujours préférable de l'abattre ; mais sous aucun prétexte ne retranchez jamais rien des *faces latérales* des barres, ou, comme on l'appelle, « n'ouvrez jamais les talons », et ayez soin de ne pas toucher à la fourchette avec le couteau. Rappelez-vous qu'il y a trois choses que vous ne devez *jamais* faire en ferrant un pied : vous ne devez jamais attaquer les côtés des barres, ouvrir les talons, parer la fourchette ; et je vous dirai pourquoi il faut suivre ces préceptes.

Les barres sont placées, là où elles sont, pour empêcher les talons de se resserrer en dedans sur la fourchette, et si vous les amincissez en entamant leurs côtés, vous les affaiblissez ; elles ne sauraient désormais remplir leur office, et le sabot commence à se contracter.

Ouvrir en dehors les talons, revient exactement au même, en amoindrissant la résistance de parties que la nature a destinées à tenir les talons écartés. Il se passe un certain temps avant que le pied du cheval se resserre assez pour le rendre boiteux, et comme la contraction s'effectue lentement et par degrés, rien ne la trahit jusqu'au moment où l'animal boite, et alors on se demande avec étonnement ce qui a causé ce résultat, mais rarement on en soupçonne la véritable origine.

La fourchette est un coussin épais, élastique, dont la principale fonction est de protéger une articulation très-importante, nommée la jointure naviculaire, et elle est recouverte d'une mince couche de corne qui la conserve dans l'humidité ; chaque fois que vous enlevez des tranches de la fourchette, vous mettez à nu une partie qui n'a jamais été destinée à recevoir l'influence de l'air, et elle se dessèche, éclate en formant des lambeaux ; si ces lambeaux sont retranchés à chaque nouvelle ferrure, toute la fourchette devient aussi sèche, aussi dure que du bois, et le cheval contracte une maladie incurable nommée « maladie naviculaire : » je dis donc de laisser à la fourchette son intégrité ; elle ne deviendra jamais trop exubérante, car longtemps avant qu'il n'en soit ainsi la couche extérieure s'écaillera, et une nouvelle formation de corne se trouvera par-dessous : quant aux lambeaux, abandonnés à eux-mêmes, ils se détacheront seuls.

Un pied faible, plat, ne peut être paré ni râpé qu'avec parcimonie : la paroi d'un tel pied est toujours mince en pince, et basse en talons, avec

une sole faible et mince ; par conséquent moins on
interviendra, mieux cela vaudra ; bornez-vous à
enlever un peu de la corne morte là où il s'en
trouve, et rendez unie la muraille qui va porter sur
le fer. Ce dernier précepte s'applique à tous les
pieds, et comme le quartier interne, qui n'a pas été
entamé par les clous, ne subit pas une détérioration
aussi grande que l'externe, dans lequel des clous
ont été enfoncés, vous placerez toujours la râpe sur
son bord en travers du sabot pour être complète-
ment certain que les deux côtés sont de niveau. J'ai
vu perdre des fers parce que le côté interne, étant
plus élevé que l'externe, faisait que le pied portait
inégalement sur le fer.

Avant de parer un pied vous tiendrez toujours
compte de l'état des routes, et si elles sont sèches,
recouvertes de pierres cassées, ou si elles ont été ré-
cemment réparées, vous ôterez très-peu de la sole
à chacun, parce que, si vous l'amincissez, les pierres la meurtriront ; quand la saison est humide et
quand les pierres sont écrasées, vous pouvez parer
la sole d'un sabot épais jusqu'à ce qu'elle fléchisse
sous la forte pression de vos pouces ; mais vous ne
devez jamais la rendre assez mince pour qu'elle fléchisse sous une pression légère.

La planche I montre un pied antérieur montoir
bien conformé, paré prêt à recevoir le fer. J'ai placé
des lettres près des différentes parties. La pince s'é-
tend de A à A, la lettre B indique le milieu de chaque
quartier, et C marque les talons. Vous remarque-
rez que la muraille est plus épaisse au quartier
externe, où on enfonce les clous, qu'à l'interne,
dans lequel on n'en doit jamais mettre ; vous verrez
en outre que le sabot n'est pas un cercle, comme
quelques-uns le supposent, mais est plus redressé
sur le dedans que sur le dehors. D marque la sole,

E montre la partie saillante des barres, parées presque de niveau avec la sole, F montre cette partie des barres qui ne doit jamais être touchée par le couteau, G indique la fourchette, et est placé juste sur le lieu qu'occupe la jointure naviculaire. Je vous conseille de bien examiner cette fourchette, parce qu'elle est, ce à quoi toute fourchette de cheval devrait ressembler, bien fournie, pleine et égale, avec une fente large, peu profonde, qui ne pénètre pas à travers la partie postérieure. Si vous ferrez vos chevaux convenablement, sans parer jamais la fourchette, elle est ce que la leur deviendra avec le temps.

Le fer.

Avant de parler du fer, il me faut fixer les noms pour les surfaces supérieure et inférieure, parce que je crains d'induire en erreur ceux qui ne sont pas forgerons, si j'appelle la partie qui repose sur le terrain, « surface supérieure », comme font les forgerons : j'appellerai donc cette partie du fer « surface du terrain », et celle qui touche immédiatement le pied, « surface du pied » ; alors on ne saurait se tromper sur la partie que je veux désigner.

En préparant votre provision de fers « à l'état brut, » vous les laisserez plus longs en talons que les forgerons n'en ont l'habitude ; les motifs en seront exposés au paragraphe de « l'ajustement du fer ; » puis vous tiendrez la branche aussi large en éponges qu'elle l'est à la pince, et de la même épaisseur tout le long depuis la pince jusqu'aux extrémités. Le marteau à rainure sera conduit tout autour du fer jusqu'en éponges ; et ce marteau aura les deux côtés semblables. C'est un bien meilleur instrument que celui à un seul biseau, ordinairement en usage, et qui est généralement si étroit et tranchant que, non-seulement il fait la rainure trop resserrée pour que les têtes des clous s'y logent, mais encore fend le fer. Une rainure étroite peut paraître plus élégante qu'une large, mais une large est plus avantageuse.

Choix du fer.

La première chose à considérer dans le choix d'un fer est l'espèce du pied auquel vous avez affaire. Si il est épais, bien conformé, c'est chose facile de trouver un fer pour lui : ayez soin seulement que les branches ne soient pas trop rétrécies et le fer trop léger. Un fer léger est exposé à fléchir avant d'être à moitié usé, et la douleur causée par la compression des clous tordus sur les chairs vives du sabot jette à terre le cheval, qui le plus souvent se déchire les genoux. Si le pied est plat avec une muraille faible et fragile, on choisit encore un fer résistant, car le cheval qui a de tels sabots serait dans l'impossibilité de marcher le moins du monde sur un fer qui plierait; puis les branches doivent en être larges, parce que la sole est certainement mince et exigera beaucoup de couverture pour la protéger.

Vous devez en outre veiller à l'ajusture; car si le pied est faible et plat, le fer a besoin d'une ajusture suffisante pour l'empêcher de comprimer et de meurtrir la sole; mais si le sabot est bien nourri, la sole voûtée, il suffit d'une ajusture qui permette de passer librement la pointe d'un cure-pied tout autour entre la sole et le fer; autrement la boue et de petites pierres s'introduiraient dans cet intervalle et meurtriraient la sole comme le fer l'aurait fait s'il pressait sur elle.

Rogner les talons.

Après avoir fixé votre choix sur un fer, commencez par en rogner les éponges : vous trouverez qu'un ciseau demi-circulaire est un instrument préférable pour cette opération au ciseau droit, car elles ne doivent jamais être coupées carrément, ce qui rendrait impossible d'adapter le fer convenablement aux talons, et de conserver en même temps la branche aussi large en éponges qu'elle l'est en pince : un des angles du fer s'enfoncerait dans la fourchette, tandis que l'autre laisserait en dehors une saillie au delà de la muraille. Mais si vous les coupez comme il est indiqué dans la figure 1 (1), vous n'éprouverez aucune difficulté à amener chaque portion du fer à sa place propre sur le pied. La figure 1 représente le fer à l'état brut; les lignes ponctuées indiquent la direction suivant laquelle les éponges seront rognées. L'angle qui avoisine la fourchette sera abattu de C à B et l'externe de A à B : on obtient alors un fer semblable à celui de la figure 2, et qui, par quelques coups de marteau sur le bec de l'enclume, prendra bientôt l'aspect de la figure 3. On voit que les points marqués AB, CB, dans la figure 1, ont disparu dans la figure 2, et que les parties comprises entre A et B sur chaque côté sont devenues une portion du bord externe du fer, qui se trouve ainsi allongé; par le retranchement de C à B le bord interne est raccourci : il ne reste donc plus d'angle pour empêcher d'accommoder exactement le fer au contour de la muraille en talons; de plus, on est libre de tenir la branche aussi large aux éponges qu'elle l'est à la pince. La figure 3 a été intercalée ici parce qu'elle fournit l'occasion d'expliquer le motif de ro-

______
(1) Planche II.

guer les talons suivant le précepte établi ; mais à
cette période de l'opération il vaut toujours mieux
laisser les quartiers et les talons plutôt droits, et
écartés l'un de l'autre, jusqu'à ce qu'on ait façonné
la pince, car on éprouve moins d'obstacles à les ramener en dedans qu'à les reporter en dehors après
que la partie antérieure a été accommodée.

Étampure des clous.

Vous devez maintenant ouvrir les étampures des
clous, en ayant la précaution de les percer de manière à ce qu'elles passent *tout droit* au travers du
fer et aboutissent sur la portion plane de la branche
(planche II, fig. 3), et non en partie sur cette portion
plane, en partie sur l'ajusture. C'est une très-mau-
vaise méthode de les incliner obliquement en dedans,
comme le pratiquent beaucoup de forgerons ; car
en enfonçant un clou il leur faut d'abord piquer la
pointe en dedans, puis la tourner au dehors ; le clou
suit tout le temps la *direction* des couches de la
muraille, et à la fin ils l'amènent à l'extérieur très-
haut dans la portion la plus mince du sabot ; il ne
leur reste alors que la partie la plus faible du clou
pour former le rivet. Quand au contraire vous percez les étampures tout droit au travers du fer, vous
n'avez qu'à brocher le clou en ligne directe ; il par-
courra le fer en *croisant* la direction des couches
de la muraille, il sortira bas dans la portion la
plus épaisse du sabot, et vous donnera un fort rivet composé de la tige même du clou, au lieu d'un
rivet faible fourni par sa pointe. L'avantage de l'é-
tampure droite est de vous mettre à l'abri de blesser
jamais le pied en brochant un clou, et d'assurer au
fer une tenue plus solide : tout le monde sait qu'une
tige courte placée *en travers* de la ligne d'un effort

est plus résistante qu'une plus *longue* dans la direction de l'effort.

La conservation du pied à l'état sain, en tant qu'il s'agit de la ferrure, dépend plus du nombre des clous et de la situation qu'ils occupent, que de toute autre chose; car si le fer n'a jamais une mauvaise conformation, si les étampures des clous sont convenablement ménagées, excepté la perte d'un fer, très-peu d'accidents arriveront au sabot. Mais qu'un fer soit de la meilleure forme possible, qu'il soit fixé à la corne de la manière la plus parfaite, à moins que les clous ne soient placés de telle sorte qu'ils permettent au pied de se dilater, celui-ci doit à la fin devenir en mauvais état.

La portion du sabot qui prête le plus est le quartier interne et le talon; vous devez donc laisser ces parties libres de clous. Le moyen d'y arriver est de ne jamais ouvrir plus de deux étampures sur la branche interne du fer, l'une à environ un pouce et quart du *centre* de la pince, l'autre à environ trois quarts de pouce en arrière de la première. Il est certes évident que si on cloue les deux côtés du sabot du cheval à un fer inflexible, ce sabot sera maintenu solidement et ne saurait se dilater; et, quand le poids de l'animal comprimera les os du pied dans l'intérieur de la boîte cornée, les parties vives qui la doublent seront pressées contre les tiges des clous et causeront de la douleur à chaque pas. Le nombre total des étampures n'excédera *jamais* cinq; trois en dehors et deux en dedans. J'ai prouvé maintes et maintes fois que cinq clous tiendront un fer antérieur dans toute espèce de travail, dans tout terrain et à toute allure. Quand le fer est convenablement ajusté au pied et attaché par cinq clous, rien que les tenailles du forgeron n'est capable de l'en arracher.

Après avoir rogné les éponges et poinçonné les

étampures, vous levez un pinçon à la pince ; chaque fer en aura un ; il le maintient ferme et s'oppose à son refoulement en arrière ; mais vous n'en mettrez jamais sur le côté, car s'il occupe la branche interne, il gêne l'expansion du sabot ; si l'externe, il est encore plus nuisible qu'inutile, parce que les clous qui s'y trouvent suffisent bien pour empêcher le fer de se tourner en travers du pied ; puis le pinçon nuit au placement d'un des clous, endommage la muraille plus que deux de ces derniers ne l'eussent fait.

Ajustement du fer.

Vous devez toujours avoir présent à l'esprit « qu'a-juster un fer » signifie adapter le fer au pied et non le pied au fer, comme c'est trop souvent la pratique dans beaucoup de forges.

C'est une mauvaise méthode d'essayer d'accommoder tout le fer en une fois ; il vaut bien mieux, et on évite ainsi beaucoup de difficultés, façonner la pince, ensuite les quartiers, puis en dernier lieu les éponges. Avant de commencer à ajuster la pince, jetez un coup d'œil sur le vieux fer, et examinez de quelle quantité il s'est usé en pince, parce qu'une égale quantité de celle du nouveau sera tournée en haut sur la surface qui touchera le terrain, et relevée en avant de la ligne de l'usure.

Nous savons tous que les chevaux marchent mieux et bronchent moins avec leurs vieux fers qu'avec des neufs ; la cause en est qu'ils ont usé la pince, qui désormais ne heurte plus les corps durs sur le sol. Un fer neuf, relevé en pince, est la même chose pour l'animal que l'ancien, dont l'épaisseur s'est réduite par en bas ; mais avec cette différence considérable pour son bien-être, qu'il se trouve à l'aise sur le fer neuf depuis le moment qu'il pose dessus pour la première fois, tandis qu'il ne l'a jamais été sur l'autre jusqu'à ce qu'il en eût usé la pince.

Quand le cheval use beaucoup son fer en pince, c'est l'habitude de la plupart des forgerons de le renforcer d'une petite masse de métal afin de prolonger sa durée ; mais cela ne fait qu'augmenter les heurts du pied. En relevant en haut la partie antérieure du fer, on lui donne tout autant de résistance et on évite au cheval bien des souffrances inutiles : un sabot fort permettra de le faire d'une manière notable, mais un sabot plat est toujours faible en pince et n'en supporterait pas autant ; néanmoins le fer sera légèrement tourné en haut comme pour amincir sa surface du terrain ; l'animal marchera ainsi avec plus de sûreté et de liberté.

Vous pouvez fabriquer un instrument très-commode pour relever la pince, en soudant une pièce de fer, longue de cinq pouces et large d'un pouce, en travers sur chacun des mors d'une paire de tenailles de forgeron : avec cet instrument vous serez à même de saisir les deux branches du fer à la fois, et non-seulement d'en relever la pince sur l'extrémité de l'enclume, mais encore de lui donner l'ajusture sans faire plier le fer, ou altérer sa forme, ce que vous n'obtenez pas sans beaucoup de peine en tenant une seule branche à la fois dans les tenailles ordinaires. Cela terminé, vous n'avez qu'à retourner le fer en le tenant de la même manière et la surface du pied se trouvera en dessus prête à recevoir l'ajusture convenable.

Je supposerai que vous avez raccourci la pince du sabot, râpé en avant la muraille pour loger la portion relevée du fer, puis coupé une entaille pour le pinçon, et tourné en haut la pince du fer : il vaut mieux faire lever les éponges pour éviter qu'elles ne brûlent la partie postérieure de la muraille pendant

que vous accommodez le fer à sa partie antérieure ;
mais vous devez les ramener en bas avant d'ajuster
les quartiers et les talons, et ne jamais les laisser
sans toucher au sabot quand le fer est cloué.

Il vous faut maintenant mettre au feu la pince du
fer et la rendre assez chaude pour marquer les iné-
galités de la corne qui seront râpées jusqu'à ce qu'on
obtienne une surface unie sur laquelle repose le fer.
Vous n'avez point à craindre de-brûler la pince d'un
pied épais, il n'en résulte aucun dommage ; mais
un pied faible, avec une muraille mince, naturellement ne supportera pas d'être beaucoup brûlé ; cependant le fer sera tenu assez chaud pour griller
légèrement la corne et montrer quels sont les points
où le sabot ne porte pas sur lui.

Une fois la pince convenablement ajustée, rien ne
sera plus facile que de façonner les quartiers et les
éponges : vous n'avez qu'à les ramener en dedans
sur le bec de l'enclume, de sorte que le bord du fer
s'aligne avec le bord du sabot en arrière jusqu'à la
pointe la plus reculée du talon de chaque côté, et
continue le même contour jusqu'au moment où il
vient affleurer la fourchette : vous ne laisserez aucune portion de fer saillante en dehors au delà du
sabot, soit en arrière, soit sur les côtés.

Je sais que la plupart des forgerons sont très-
partisans de ce qu'ils appellent « ouvrir les fers en
talons, » ce qui signifie des fers à éponges droites,
larges et écartées, se prolongeant au delà du pied
en arrière et sur les faces. La seule raison qu'ils
invoquent en faveur de leur pratique est mauvaise ;
c'est que le cheval a besoin de plus d'appui en
talons que le sabot seul ne lui en fournit ; mais nous
pouvons répondre que la nature n'a commis aucune
méprise à ce sujet, et si le cheval exigeait réellement plus d'appui en talons que le sabot ne lui en

fournit, elle y aurait pourvu. Je crois, et je vous le prouverai, que ce genre de fer, au lieu d'être un avantage pour l'animal, a des inconvénients positifs; il nuit à son action, expose sa sole et sa fourchette à des lésions sérieuses de la part des pierres sur les routes, puis les parties saillantes du fer offrent des rebords qui donnent prise aux aspérités du terrain pour l'arracher avec violence. Il y a plus de fers perdus par l'intermédiaire de ces prolongements nuisibles en talons que par toutes les autres causes réunies.

Cherchons à voir comment ces prolongements apportent un obstacle à l'action du cheval. Il n'est pas nécessaire, pour atteindre le but, de vous mettre en peine de l'anatomie du pied; nous avons simplement à établir que les parties terminales du membre sont jointes les unes aux autres de manière à former un long ressort, et que le pied s'articule avec la jambe, par l'os du paturon et celui de la couronne, dans une direction oblique qui amène le sabot un peu au-devant de la jambe, et place les talons en avant d'une ligne abaissée du centre de l'articulation du boulet sur le terrain.

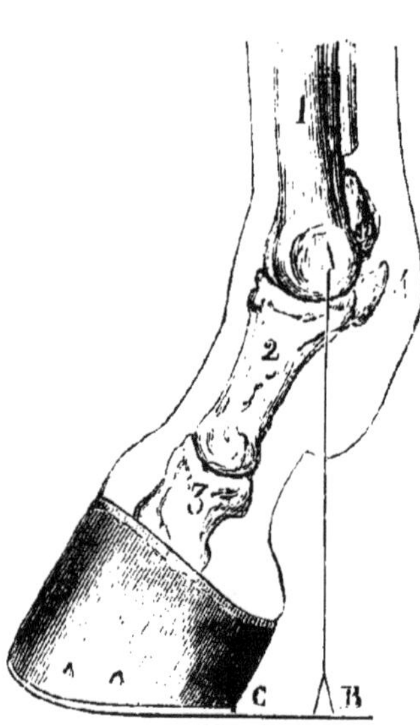

Planche III

1. La tige, ou os du canon. — 2. Os du paturon. — 3. Os de la couronne. — 4. Os sésamoïde. — A. Point où le poids du cheval tomberait sur l'extrémité supérieure de l'os du paturon. — B. Point où une ligne abaissée de A rencontrerait le terrain. — C. Talon du sabot.

Maintenant il est clair que le poids de l'animal tombera sur la terminaison supérieure de cet os oblique du paturon à chaque pas ; que l'os, ayant une articulation à chacune de ses extrémités, s'abaissera sous le fardeau qui lui incombe, et amortira la violence du choc tout ensemble pour la jambe et le pied ; mais si les talons du fer sont plus longs que ceux du sabot, ces pièces en saillie rencontreront le sol plus loin en arrière que les talons naturels ne l'auraient fait, et arrêteront l'abaissement de l'os du paturon, précisément comme agit un paturon droit en engageant trop les talons sous le centre de gravité ; ce qui oblige l'animal à raccourcir ses allures et à marcher comme sur des moignons.

Si vous voulez éviter ces inconvénients et maintenir les fers du cheval à ses pieds, il vous faut ramener en dedans les éponges et leur faire suivre strictement la forme du sabot, quelle que puisse être cette forme.

La partie du pied ayant besoin de protection contre les injures extérieures plus que toute autre, est la « jointure naviculaire, » qui repose au-dessus de la fourchette, à un pouce ou un pouce et quart environ en arrière de sa pointe. Le seul moyen de la garantir est de tenir la branche du fer aussi large en talons qu'elle l'est en pince, et de ramener en dedans les éponges jusqu'à ce qu'elles touchent de près la fourchette ; en agissant ainsi, vous diminuez l'ouverture du fer, la branche de l'un ou de l'autre côté rencontrera les pierres de la route, et évitera à la fourchette de venir au contact avec elles en toute violence. Au contraire, les fers ouverts en talons la laissent exposée complétement au choc de très-gros cailloux, ce qui occasionne bien des contusions à la jointure naviculaire et devient le fondement d'une prochaine et incurable boiterie.

J'ai souvent vu des fers si larges en éponges que je

plaçais ma main fermée dans l'ouverture des branches, sans toucher l'une ou l'autre, et ce que mon poing pouvait faire, une pierre aussi large le pouvait également.

Un autre avantage capital de ramener les branches en dedans et d'adapter le fer très-juste, est la certitude que le cheval ne le perdra pas ; vous ne laissez aucune partie sur laquelle aient prise les aspérités du sol ; et si on taille le quartier interne et l'éponge légèrement en biseau à partir du pied jusqu'en bas, comme on le pratique quelquefois pour empêcher le cheval de se couper, aucun terrain du monde ne saurait l'extirper ; car le pied, en se dilatant sous le poids du corps, élargit le trajet qu'y a creusé le fer et donne plus d'espace pour que le fer en sorte que celui-ci n'en a fait par lui-même pour entrer ; mais s'il déborde le sabot de toutes parts, et plus spécialement aux éponges, le pied ne peut remplir l'ouverture produite par le fer, et l'argile tenace, en se refermant et s'attachant autour des saillies, l'arrachera.

Après avoir amené le fer à ce degré de façon, placez-le sur la face de l'enclume, la pince dépassant le bord de celle-ci, et vérifiez si la surface du pied des talons et des quartiers est tout à fait plane ; alors chauffez-le suffisamment pour griller le sabot à tout son pourtour et lui former comme un lit ; sans cela il serait presque impossible de compter sur un ajustement exact, tandis que quand vous avez rendu le pied aussi uni que possible avec la râpe, et le fer, aussi uni que possible sur l'enclume, il y a tout autant de chance pour leur coaptation que pour celle de deux planches convenablement dressées, qu'ils devraient représenter : la proportion de corne qu'il faut ainsi enlever est si mince qu'elle ne vaut pas la peine d'y regarder. C'est une erreur de supposer que le calorique cause des dommages au sabot ; il n'en résulte rien de semblable, et vous ne pourriez probablement pas ajuster un fer avec précision sans le chauffer. Je ne vous conseillerai pas de creuser par la brûlure la place du fer sur le pied, avant que vous n'ayez pris le soin de rendre à la fois l'un et l'autre aussi unis que vous le pourrez ; mais quand vous avez rempli cette condition, la petite quantité de brûlure qui est nécessaire pour les mettre en contact parfait ne saurait produire des inconvénients. J'ai dit déjà qu'une muraille faible et mince ne supportera pas autant de chaleur qu'une épaisse, et qu'on lui appliquerait le fer moins chaud ; néanmoins elle doit être légèrement grillée pour vous assurer que le fer s'adapte convenablement.

Quand vous l'avez refroidi, vous le « poinçonnez, » c'est-à-dire que vous rendez libres, sur la surface du pied, les ouvertures par lesquelles passeront les clous ; et rappelez-vous, en y procédant, de ne pas faire que les trajets inclinent en dedans ; mais ayez la précaution qu'ils traversent tout droit le fer.

Avant de le limer, tenez-le ferme à sa place sur le pied avec les deux mains, et examinez attentivement si quelque jour apparaît entre eux, et si vous en apercevez, changez le fer de suite ; car la muraille doit poser tout autour sur lui, avant que vous puissiez dire qu'il s'adapte au sabot comme il est nécessaire qu'il le fasse.

Limer le fer.

Bien du temps est souvent gaspillé à polir le fer avec la lime avant de le fixer par les clous ; mais tout ce qu'il y a de réellement utile est d'enlever les bavures autour des étampures, d'effacer les bords tranchants, d'arrondir les talons, en ayant la précaution d'appliquer vigoureusement la lime sur cette portion des deux éponges qui arrive près de la fourchette, de manière à la tailler en biseau de la fourchette au sol ; mais observez de ne pas rendre la *surface du terrain* de la branche en talons plus étroite pour cela. La figure 1 de la planche IV montre la surface du pied et la figure 2 la surface du terrain d'un fer montoir antérieur.

Dans la figure 1, A est le pinçon de la pince, B 1 le quartier externe, B 2 le quartier interne, C 1 le talon externe, C 2 le talon interne, D l'ajusture, E la surface plane sur laquelle vient poser la muraille, F les talons coupés en biseau de la fourchette au sol.

Dans la figure 2, A est la pince relevée en haut en avant de la ligne d'usure, B 1 le quartier externe, B 2 l'interne, C 1 le talon externe, C 2 l'interne, D la surface du terrain de la branche, aussi large aux éponges qu'elle l'est à la pince, E la rainure conduite tout autour du fer, F le quartier interne et le talon légèrement biseauté du pied au sol.

Clous.

Je dois dire quelques mots des clous avant que nous arrivions à nous en servir, parce que ceux communément employés sont aussi mal confectionnés qu'ils puissent l'être; leurs têtes courtes, en forme de coins, larges au sommet, rétrécies à leur terminaison, avec des tiges qui en naissent subitement sans aucun épaulement et finissent en une pointe longue et effilée, sont trop peu sûrs pour leur confier un fer. La tête d'un semblable clou ne peut jamais parfaitement remplir l'étampure, car le sommet trop large se trouve gêné soit dans la rainure, soit dans la partie supérieure de l'étampure, avant que le collet n'en ait atteint le fond : quand le fer est à moitié usé, la tête du clou a disparu, et la lame seule reste dans le trajet, pour le maintenir. Les clous dont je vous conseille de vous servir, et qu'il sera toujours préférable de fabriquer vous-mêmes, auront des têtes à pans droits à leur extrémité supérieure, et allant graduellement en mourant sur la lame à leur partie inférieure, de manière à former un épaulement qui bloquera l'ouverture faite en poinçonnant le fer ; ils retiendront celui-ci solidement en place jusqu'à ce qu'il soit complétement usé.

Si vous comparez les deux clous que j'ai dessinés (planche V), vous reconnaîtrez au premier coup d'œil celui qui promet la plus solide tenue.

Vos clous seront faits des meilleures verges à clous que vous pourrez vous procurer; ils ne seront pas rafraîchis trop vite, mais éparpillés isolément pour se refroidir par degrés : plus ils auront mis de temps à perdre leur chaleur, plus ils seront résistants : ils ne devront jamais être disposés en tas pour abandonner leur calorique ; l'agglomération le leur conserve trop longtemps, et ils deviennent presque aussi fragiles que s'ils avaient refroidi trop subitement.

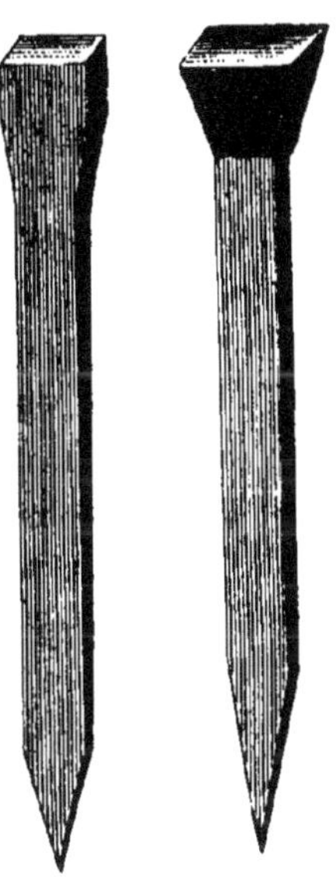

Planche V

Clouer le fer.

Si les clous sont d'une figure convenable, les étampures percées droit à travers le fer, si celui-ci s'accommode au pied, il ne faut pas une bien grande habileté pour le clouer : placez seulement la pointe du clou dans le milieu de l'étampure, en le tenant

perpendiculaire, puis enfoncez-le dans cette position; il doit arriver au dehors à l'endroit précis, bas
dans la muraille, sans risquer de blesser les parties
sensibles du pied. Sa tige passera au travers de
la substance de la paroi sans dévier, y établira une
bonne et solide prise, en laissant une portion très-
épaisse dont on composera le rivet. Les rivets seront
courts et larges; ils ne seront pas trop affaiblis en
enlevant à la râpe la moindre parcelle de leur tissu,
mais rabattus tout entiers au marteau dans une entaille pratiquée à la corne sous chacun d'eux. Ne
permettez jamais à la râpe de passer sur eux, après
qu'ils ont été renversés, car une râpe tranchante en
acier est très-exposée à couper en travers le fer mou
du rivet, juste au point où il se retourne en bas, et
à ne laisser que les apparences d'un rivet lorsqu'en
fait il a été entamé sur sa courbure, et qu'il n'en reste
que la pointe détachée, enfoncée dans l'entaille du
sabot. Vous ferez bien de râper *au-dessous* des rivets, parce que vous enlèverez ainsi la corne brisée,
que les premiers clous ont altérée; mais sous aucun
prétexte n'usez jamais de la râpe *au-dessus* des rivets, car vous déchireriez l'enveloppe extérieure
très-fine du sabot, qui a pour fonction de prévenir
l'évaporation de l'humidité naturelle et de conserver la corne souple; si vous l'ouvriez, vous expose-
riez celle-ci à l'air, et elle deviendrait promplte-
ment sèche et cassante, en sorte qu'elle recevrait
difficilement les clous. Cette mince enveloppe du
sabot est semblable à la pellicule brillante qui recouvre les ongles de l'homme; et tout le monde
sait, par expérience, combien un ongle devient sec,
fragile, et se brise aisément, quand il perd cette pellicule par quelque accident.

La figure 1 de la planche VI représente la surface
du terrain d'un pied montoir antérieur garni de son

fer tenu par cinq clous, et montre comment celui-ci se présente en place sur le sabot. La figure 2 représente le même fer dessiné en transparent, de sorte que les parties qu'il recouvre sont vues au travers. A indique la muraille, B les barres, C les talons du sabot; ce sont les parties sur lesquelles il porte. Par ce mode de ferrure la totalité du quartier interne et du talon est libre de se dilater : l'expérience a démontré qu'en conséquence de cette liberté d'expansion les bleimes, quelque longtemps qu'elles aient existé, ont disparu entièrement lorsqu'un cheval a été chaussé un certain temps d'après cette méthode, et qu'elles ne reviennent plus tant que la même pratique est suivie.

Je puis observer ici que la nature de la bleime du cheval est très-peu comprise. On suppose d'ordinaire qu'elle ressemble au cor du pied de l'homme, et, comme lui, provient de la pression de la chaussure, tandis qu'elle est une affection toute différente, et l'effet d'une cause toute différente aussi. C'est une meurtrissure de la sole sensible qui double la sole de corne, et elle n'est pas produite du tout par l'éponge du fer, mais par la partie postérieure de l'os propre du pied, qui est pressé violemment dans l'intérieur du sabot sous le poids du cheval quand il est en action; et comme le sabot, par une mauvaise ferrure, n'est pas en état de se dilater et de fournir de l'espace à l'os, quelques-uns des petits vaisseaux sanguins sont déchirés, le sang qui s'en échappe s'infiltre à travers la sole de corne, et vient à la fin se montrer à sa surface du terrain, dans l'angle du talon interne; ce qui conduit beaucoup de personnes à croire que la contusion a *commencé* en cet endroit, tandis qu'en réalité ce n'en est que la manifestation *dernière*.

Ferrure avec semelle.

Beaucoup de chevaux à pieds sensibles marchent mieux avec une couverture sur la sole : ordinairement le cuir est employé pour cet usage, mais je crois qu'une semelle de gutta-percha ou de feutre imperméable à l'eau, d'un quart de pouce d'épaisseur, convient mieux, parce que ces deux matières résistent à l'humidité, et ne changent pas de forme comme fait le cuir. Quand celui-ci est mouillé, il devient mou, pesant et lâche, puis en séchant il se resserre et durcit, ce qui cause de fréquents changements dans la pression qu'il opère sur la fourchette : il n'en est pas de même avec l'une ou l'autre des deux autres substances. Je me suis servi du feutre pendant les six ou sept dernières années, et je lui accorde la préférence de beaucoup ; quelque espèce de semelle du reste que vous employiez, elle s'applique d'après le même procédé ; je vous l'enseignerai donc d'un seul coup. Vous devez ajuster le fer au sabot avec autant de soins que s'il n'y avait rien à interposer entre eux ; quand il est limé et prêt à fixer, placez-le, la surface du pied tournée en dessous, sur la pièce à semelle, et dessinez-y la forme du fer avec la pointe d'un couteau ; détachez le morceau, mettez-le en position sur le fer, saisissez-les tous deux dans un étau qui les serre ensemble pendant que vous taillez avec précaution les bords de la semelle, afin qu'ils ne dépassent point ceux du fer ; puis retournez-les dans l'étau pour amener en haut les éponges, et coupez de l'une à l'autre un lambeau légèrement concave en bas, afin de ne laisser aucune portion saillante sur laquelle le terrain ait prise. Maintenant enduisez toute la surface inférieure du pied avec du goudron des Barbades mélangé d'un peu de graisse, mais ne comptez jamais

vous servir du goudron de gaz au lieu de l'autre,
car il dessèche la corne et la rend aussi dure qu'un
caillou; tandis que celui des Barbades la maintient humide et souple; alors vous remplissez les
espaces creux existant entre la fourchette et la muraille des deux côtés, avec de l'étoupe trempée dans
le goudron, la tassant avec soin jusqu'à ce que la
masse arrive en hauteur au niveau de la fourchette;
mais n'en mettez jamais sur celle-ci, si ce n'est
quelques brins dans sa fente pour empêcher la boue
et le gravier de s'y introduire : il n'en faut qu'une
très-petite quantité sur la sole à sa partie antérieure.
L'utilité de l'étoupe est de protéger le pied, et plus
spécialement la jointure naviculaire, qui repose
au-dessus et en travers de la fourchette, contre les
heurts des pierres sur les routes dures : le meilleur
moyen de l'obtenir est de combler les vides de chaque côté de la fourchette avec l'étoupe, de telle
sorte qu'elle partage la compression avec celle-ci
et s'oppose à ce que la violence du choc tombe entière sur la jointure naviculaire.

La méthode habituelle de garnir le sabot consiste
à poser un épais matelas d'étoupe sur toute la surface de la sole et de la fourchette, ce qui est nuisible en ajoutant à la proéminence de cette dernière,
et fait qu'elle rencontre le terrain plus vite et reçoit toute l'intensité de la percussion.

Il vous reste maintenant à fixer le fer par cinq
clous exactement comme si vous ne lui aviez rien
superposé; et si vous en avez soigné l'ajustement,
il n'y aura pas à craindre qu'il se déplace ou s'ar-
rache.

La figure 1 de la planche VII montre un pied
garni prêt à être ferré. Les extrémités des brins de
l'étoupe, placés dans la fente de la fourchette, sont
réunies ensemble, et conduites en travers du corps

de celle-ci pour se mêler à l'autre sur l'un des côtés, ce qui la retient en place dans la fente et l'empêche de s'échapper en arrière.

La figure 2 représente un pied convenablement ferré avec la semelle, et en outre la configuration suivant laquelle cette semelle sera taillée entre les éponges du fer.

Le fer de derrière.

Le fer postérieur, comme l'antérieur, sera ramené en dedans en talons, et façonné pour suivre le contour exact du sabot; mais comme le poids de l'animal tombe sur les pieds de derrière autrement qu'il ne fait sur ceux de devant, et comme le cavalier oblige souvent le cheval à s'arrêter subitement et sans avertissement, alors qu'il y est le moins préparé, il devient nécessaire de le garantir contre les entorses du jarret et les efforts des tendons extenseurs en élevant les éponges du fer; mais il faut l'exécuter de telle manière qu'il donnera aux deux talons un appui égal sur le sol. Les crampons peuvent être, et sont, je crois, utiles au pesant cheval de camion, mais ils sont sujets à inconvénients pour les allures rapides : en tous cas, vous ne tournerez jamais en bas l'éponge externe seule; cela rejette le poids sur le quartier interne qui est le moins capable de le supporter, et tiraille l'articulation du boulet. Le meilleur procédé à suivre consiste à forger la branche du fer, dans l'étendue d'un pouce et demi en talons, plus épaisse que toute autre partie; on le chauffe alors, puis on place le fer dans l'étau, les éponges rougies sortant au dehors, et on les bat au marteau jusqu'à ce qu'elles aient environ un pouce de longueur; on rend leurs côtés réguliers et on aplanit leurs surfaces supérieure et inférieure

sur l'enclume. J'ai trouvé que les chevaux marchent avec plus d'aisance, sont exposés à moins
d'accidents aux jarrets, aux tendons extenseurs et
aux articulations du boulet, avec ces talons à leurs
fers postérieurs, qu'ils ne le sont avec tous les autres que j'ai essayés.

La pince du fer de derrière est sujette à une usure
considérable, et vous la tiendrez forte et épaisse, de
préférence pointue, avec un petit pinçon à son milieu pour empêcher le fer de reculer ; vous arron-
direz le bord inférieur de la branche pour mettre
en garde contre les « atteintes. » La pince reposera
en plein sur le sol, afin que le cheval puisse y pren-
dre un point d'appui suffisant pour projeter son
poids en avant. C'est une pratique vicieuse de la tenir large(1) et de lever des pinçons sur ses côtés ; au
lieu de l'éviter, on est presque certain de causer cet
inconvénient très-grave qu'on appelle «forger. »

Bien des personnes pensent que l'acte de forger
résulte de ce que la partie antérieure de la pince du
fer de derrière frappe l'éponge du fer de devant ;
c'est une erreur ; le bruit se produit de la manière
suivante : quand le cheval enlève de terre son pied
du devant, s'il ne le porte pas instantanément en
avant, mais hésite dans son action, le pied de derrière, projeté vivement, entre par force dans l'ouverture du fer antérieur avant que le pied qui le
porte se retire de son chemin ; alors les côtés d'une
pince large, rendue plus large encore par les pin-

(1) Cependant, pour les chevaux qui galopent et sautent, les
Anglais préfèrent la pince de derrière taillée droite, parce
qu'elle donne à l'animal plus de point d'appui lorsqu'il prend
son élan. Dans le saut, dit Robinson, les pinces des pieds postérieurs quittent le sol les dernières, et par conséquent, si les
pinces du fer sont arrondies, il n'y a qu'une petite partie d'ou
la résistance finale peut être obtenue : mais si elles sont droites,
le point de support sera de plusieurs centimètres. (Traduct.)

çons latéraux, heurtent contre le bord interne de chacune des branches du fer de devant, juste en arrière des quartiers, et de là naît un cliquetis désagréable. Le seul moyen d'éviter ce son discordant est de rendre le fer postérieur plus étroit en pince, plutôt aigu avec un pinçon à son centre ; la pointe de la pince, le pinçon tout entier, pénétreront dans l'écartement du fer antérieur, relevé pour les recevoir, et seront arrêtés par la sole ou la fourchette avant qu'aucune portion des deux fers puisse venir au contact : le cliquetis alors cessera.

J'ai dit que vous arrondiriez le bord inférieur de la branche en pince pour prévenir les « atteintes. » On suppose communément que celles-ci sont effectuées par le bord *supérieur* de la pince, tandis qu'elles le sont toujours par l'*inférieur*, qui, dans un fer déjà usé, devient aussi tranchant qu'un couteau. Si le cheval en galopant n'enlève pas son pied antérieur du sol et ne le lance pas en avant assez à temps pour laisser le champ libre au pied de derrière, celui-ci l'atteint, coupe un lambeau des parties molles au-dessus de la couronne et produit une blessure très-fâcheuse.

Le sabot postérieur se dilate moins que l'antérieur ; cependant vous percerez les étampures de manière à ne pas serrer le pied. J'ai trouvé que trois clous sur chaque branche suffisent pour assujettir un fer de derrière solidement. Les étampures du dedans seront plus rapprochées l'une de l'autre que celles du dehors, et seront placées en avant assez près de la pince, pour ménager au quartier interne et au talon leur liberté d'expansion. Un pied petit peut être ferré avec trois clous sur le dehors et deux sur le dedans ; mais aucun n'en exigera jamais plus de sept en totalité.

La figure 1 de la planche VIII représente un fer

montoir de derrière, montrant : la surface plane sur laquelle reposera la muraille, les éponges élevées, la pince renforcée, avec un petit pinçon à son centre.

La figure 2 fait voir : la pince façonnée en pointe, le bord postérieur arrondi, les étampures convenablement distribuées, quand le pied est assez grand pour en réclamer sept.

Défaut de se couper.

Les chevaux attaquent du pied la jambe correspondante de tant de manières différentes soit en avant, soit en arrière, qu'il est impossible de préparer un fer qui s'approprie à tous les cas de se « couper » : je vous conseillerai donc, lorsque le cheval se coupe en avant ou en arrière, d'attacher quelque appareil, tel qu'une botte, recouvert d'une couche épaisse de terre glaise humectée, autour de la jambe qu'il frappe, et alors de le faire trotter sur une route : il enlèvera bientôt un peu de la terre glaise avec le sabot correspondant, et vous fera voir la partie exacte du fer avec laquelle il se coupe, partie que vous pouvez facilement modifier dans le nouveau : vous serez souvent surpris de reconnaître combien il fallait peu pour causer le dommage.

Renouvellement de la ferrure.

L'époque à laquelle les fers du cheval seront relevés dépend beaucoup des circonstances. S'il les use en moins d'un mois, il est préférable de ne pas les changer ; les chevaux dont la corne est mince, fragile et croît lentement, se trouvent également bien d'être abandonnés à eux-mêmes entre chaque ferrage, à moins que leurs fers ne durent six ou sept semaines, auquel cas ils seront relevés une fois dans cet intervalle : mais ceux qui ont les pieds forts et fournis de corne, qui portent leur chaussure un mois entier, seront soumis à la même opération à la fin de la première quinzaine. Lorsqu'ils accomplissent peu de travail, ou usent leurs fers assez légèrement pour qu'ils résistent deux mois, ils seront relevés chaque quinzaine, mis au feu et rajustés, sans quoi les sabots les déborderaient ; car la corne pousse beaucoup plus vite quand le cheval est oisif, que lorsqu'il est soumis à une besogne continue.

Après avoir examiné soigneusement toutes les circonstances nécessaires à une bonne ferrure, et établi les motifs pour lesquels certaines pratiques seront *toujours* suivies et certaines autres *jamais*, je répéterai en abrégé le petit nombre de choses qui *doivent être faites*, et vous reconnaîtrez qu'elles sont vraiment très-peu nombreuses, quand on les a dégagées des raisonnements et des explications.

Levez les rivets avec le rogne-pied.

Mettez à nu un pied seulement à la fois.

Parez le pied, mais ne touchez pas à la fourchette.

Rognez les éponges du fer, comme je l'ai indiqué.

Percez les étampures des clous droites au travers du fer.

Levez un pinçon à la pince, et tournez en haut la pince du fer.

Ajustez la pince, puis les quartiers, et en dernier lieu les éponges.

Chauffez le fer, et appliquez-le sur le pied pour voir s'il s'y adapte convenablement.

Refroidissez le fer, poinçonnez-le et le limez.

Fixez-le avec cinq clous, amenés au dehors bas dans la muraille.

Rabattez au marteau les rivets sans y passer la râpe ; râpez le sabot seulement *au-dessous* d'eux.

OBSERVATIONS GÉNÉRALES

J'ai dit que cinq clous sont suffisants pour tenir un fer antérieur dans toute espèce de travail, dans tout terrain et à toute allure : je vous conseille encore d'employer ce nombre, en en plaçant trois sur la branche externe, et deux sur l'interne, parce que je sais d'expérience, qu'avec des précautions très-ordinaires de la part du forgeron, ils maintiendront le fer à travers toutes difficultés de terrain ou d'allure. Je suis en outre prêt à prouver qu'ils sont *plus que suffisants* pour le but qu'on se propose, et à démontrer que beaucoup de forgerons *peuvent* et *font* maintenir un fer de devant par *trois* clous seulement, *deux* plantés sur le dehors, et *un* sur le dedans.

Il y a environ dix ans que je ne mets pas plus de trois clous au fer antérieur de chacun de mes six chevaux, et ils sont ferrés avec un feutre épais par-dessus un matelas d'étoupe : quelques-uns d'entre eux n'ont pas besoin du feutre, mais ayant commencé cette pratique comme expérimentation depuis quelques années, et ne lui trouvant aucun inconvénient, j'ai continué de la suivre. Dans un premier travail je publiai plusieurs exemples d'animaux ayant accompli toutes sortes de besognes avec trois clous seulement à chacun des fers de devant ; je puis y en ajouter maintenant un autre, que m'a offert un de mes propres chevaux et qui devrait mettre la question hors de discussion, à supposer qu'il existe encore quelque doute sur la

possibilité pour trois clous de tenir un fer. La bête
avait à cette époque vingt-huit ans : c'est un animal à hautes actions, ardent en compagnie, et il a
des pieds larges et plats, dont la corne croît avec
beaucoup de parcimonie, de sorte qu'il est complétement nécessaire de les protéger avec un fer fort
et une matelassure au-dessous de lui. Il est tout par-
ticulièrement un bon cheval de femme, pour une
personne qui a beaucoup de nerf et peut hardiment
monter ; je le prêtai pour se joindre à une grande
partie d'équitation de dames et de gentlemen qui,
dans une visite à la maison d'un ami, fournirent de
longues courses journalières dans un district très-
montagneux, sans ménager les allures sur des terres
couvertes de bruyères, de genêts épineux et de pierres, à travers des sentiers raboteux ou caillouteux,
et sur toute espèce de sol. Bien que sa ferrure eût
été posée depuis dix jours quand je l'envoyai dehors,
il me revint au bout de cinq semaines, avec ses fers
certainement usés, mais solides à ses pieds, et les
rivets tous serrés encore. Je mentionne cette dernière circonstance, parce qu'elle est une preuve que
les fers avaient été appliqués avec les soins conve-
nables ; car toutes les fois que vous trouvez un rivet sauté, vous pouvez être certain d'avoir fait une
mauvaise opération, soit que la muraille n'ait pas
porté sur le fer dans toute sa circonférence, soit que
les étampures des clous n'aient pas passé droit au
travers des branches, ou que les têtes de ces clous
n'aient pas rempli le fond des étampures ; chacune
de ces choses peut être cause de l'échappement du
rivet, et un rivet sauté est le signe positif d'une
ferrure mal soignée.

Je citerai, comme nouvelle preuve de la suf-
fisance des trois clous pour tenir un fer, que le
colonel Key, qui commande le 15me hussards,

quand il stationnait à Exeter, il y a deux ans, avait quatre chevaux ferrés avec trois clous seulement à chaque pied antérieur. Voyant comment les miens étaient chaussés, il fut conduit à essayer la méthode sur son *hack*, et il se trouva si satisfait du résultat, qu'immédiatement il fit ferrer ses autres bêtes de la même manière ; puis un officier de hussards prussiens, qui m'a fait l'honneur de traduire mon ouvrage sur le pied du cheval en allemand, et l'a publié à ses propres frais à Francfort-sur-le-Mein, m'écrit que *ses* chevaux sont ferrés aussi avec trois attaches seulement à chaque pied antérieur, et qu'il n'éprouve aucune difficulté, quelle qu'elle soit, à conserver leurs fers en place.

Mais, dans le but de pousser plus loin encore la preuve du pouvoir de trois clous à maintenir le fer, j'obtins la permission d'un architecte de faire ferrer un de ses chevaux, qui était employé à charrier de pesants matériaux de construction à travers une prairie à sol argileux et profond, avec trois clous seulement à chaque fer de devant. L'animal en question avait quinze mains, trois pouces et demi de hauteur ; les fers qu'on lui posa étaient ceux d'un cheval ordinaire de camion avec des étampures sans rainure, et ils pesaient une livre quatorze onces chacun. Il les porta sans accident pendant un mois, malgré les lourdes charges qu'il traînait journellement à travers l'argile tenace et boueuse sur laquelle il travaillait.

J'ai le droit maintenant de penser, je crois, avoir mis hors de discussion qu'un fer antérieur *peut* être tenu par *trois* clous ; donc *il* doit être un pauvre et mauvais ouvrier, en vérité, celui qui ne saurait en être maître avec *cinq*.

APPENDICE

DESCRIPTION D'UN NOUVEAU FER DÉSENCASTELEUR

L'encastelure, ou mieux le resserrement accidentel exagéré des talons, est une déformation assez fréquente du sabot, caractérisée par le raccourcissement de son diamètre transversal à la partie postérieure, se montrant chez les chevaux d'origine orientale surtout sans affection du pied, et souvent produite chez les autres par « la maladie naviculaire. » Dans le premier cas, la guérison complète peut être obtenue ; dans le second, la contraction n'étant qu'un symptôme, je ne sais jusqu'à quelle limite on tirerait avantage de la combattre directement ; toujours est-il qu'il faudrait le tenter. La recherche de moyens mécaniques appropriés a été l'objet de travaux ingénieux, et la préoccupation constante des hommes de science ou de pratique depuis longtemps. Se servir du même appareil qui, par son inflexibilité, ses rapports invariables avec lui, protége le sabot, comme agent pour provoquer son expansion forcée, n'était pas un problème facile. On a d'abord changé les points d'appui du fer, incliné la surface supérieure des éponges vers leur rive extérieure : puis on a rendu ses branches mobiles avec une charnière centrale ou deux latérales, permettant leur écartement par l'intermédiaire de divers engins dilatateurs, afin d'attirer en dehors les talons avec l'entremise des clous. La ductilité du métal lui-même bien préparé servit de base au procédé de Defays, qui simplifia beaucoup ainsi la fabrication du désencasteleur. Jusqu'ici, néanmoins, les systèmes mécaniques imaginés, d'une exécution trop compliquée, exigeaient la main d'ouvriers fort habiles, étaient susceptibles de se déranger, ou condamnaient souvent le cheval au repos ; celui que je vais décrire est indépendant du fer, auquel il emprunte seulement la fixité.

Le mérite de son invention encore récente appartient à M. Barbier, directeur adjudant des ateliers de maréchalerie à l'École militaire de Saumur : j'ai pu le voir appliquer moi-même et étudier ses effets remarquables chez des chevaux à différentes périodes de leur traitement. Je mettrai sous les yeux du lecteur les détails et les figures qui feront bien comprendre sa préparation et son ajustement.

Choisissez une bande d'acier fin, large de 16 millimètres environ sur 6 à 8 d'épaisseur, dont la longueur excède légèrement celle du diamètre antéro-postérieur du pied : chauffez-la, puis, à partir de l'endroit correspondant un peu au-dessus du sommet de la fourchette, fendez-la en deux, écartez les divisions ainsi formées, forgez-les en imitant les dispositions indiquées dans la figure 1, planche 9. Portez alors l'appareil sur la face inférieure du sabot dégrossi par le boutoir, et façonnez sa tournure de manière à ce que ses branches, longeant les bords de la fourchette, viennent se placer dans les lacunes latérales, leur face extérieure appuyant contre les barres, jusqu'aux arcs-boutants : si elles dépassent, on les rogne. La position du ressort ainsi réglée, amincissez sa partie plane a dans le tiers antérieur, afin qu'elle fasse moins relief et s'accommode mieux à l'ajusture du fer en pince ; puis, le portant au rouge blanc, trempez-le dans l'huile de chènevis qui lui donnera la tension et l'élasticité voulues. On le passe ensuite au feu pour le *recuire*; pendant qu'il est encore tiède, on le graisse avec du suif, qu'on fait évaporer à une chaleur modérée. Il est essentiel de ne soumettre à cette trempe que les lames; nous verrons plus loin pourquoi. Remettez de nouveau le ressort sur le pied et vérifiez si sa configuration est bien convenable. Les branches, auxquelles il faut laisser 6 millimètres d'écartement de plus que celui du talon, opposent maintenant une résistance à leur rapprochement qui exige, pour les amener en place, une forte pression entre le pouce et l'index : elle suffit presque toujours. Dès qu'elles sont introduites, on observe que par leur action sur les barres elles opèrent un éloignement marqué des talons, dont témoigne l'élargissement de la fente centrale de la fourchette.

D'autre part, préparez le fer selon la méthode ordinaire, en ayant soin qu'il suive le contour de l'ongle : cela nécessite moins de rondeur dans ses branches qui devront gagner plus en ligne droite les talons en accompagnant les quartiers dérobés. La partie terminale des éponges carrées offre un petit pinçon levé sur la rive interne, fig. 3 *a*, qui entre dans les lacunes latérales et protége l'extrémité des ailes élastiques, fig. 4 *a*. Appliquez d'abord le fer rouge au sabot, que vous parerez entièrement, pour qu'il porte exactement sur lui. Creusez dans la portion moyenne antérieure de la sole un sillon qui logera la partie plane amincie du ressort répondant à l'ajusture du fer, puis réunissez ces deux pièces ensemble en arrière du pinçon, en les perçant simultanément d'un trou taraudé dans lequel passe une tige rivée sur chaque face. Ainsi conditionné, l'appareil s'adapte aussi bien que s'il n'existait aucun intermédiaire entre le pied et la ferrure : on s'aidera des mors d'une tenaille si l'on

éprouve quelque difficulté à mettre en place les lames d'acier; enfin on broche les clous, dont les

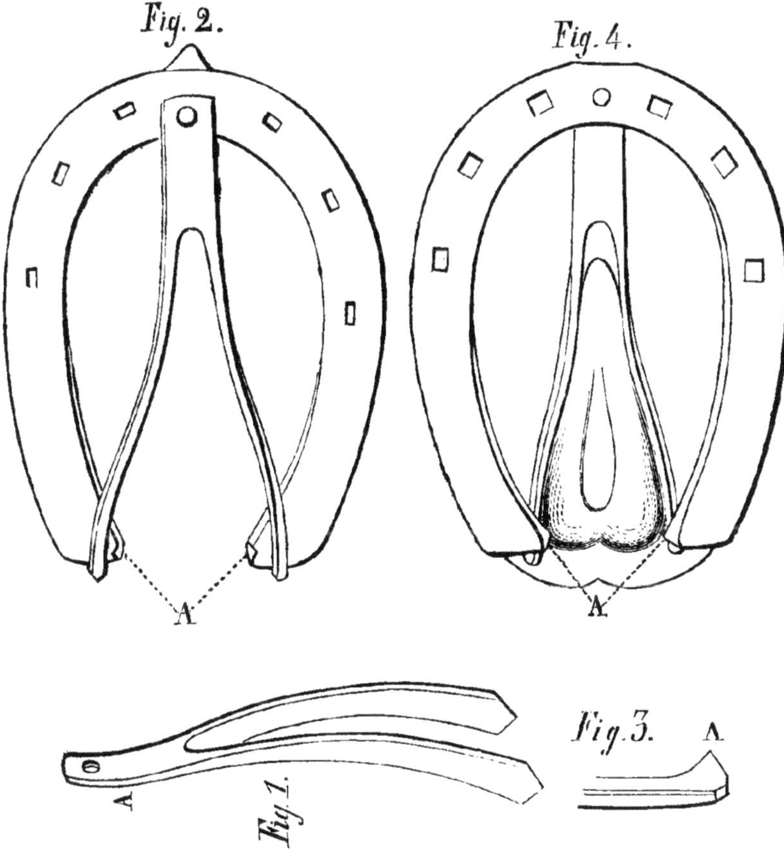

EXPLICATION DE LA PLANCHE IX

Fig. 1. Conformation du ressort élastique. A portion plane qui
doit être amincie depuis ce point jusqu'à son extrémité, pour
s'adapter à l'ajusture du fer en pince. — *Fig.* 2. Elle représente la
surface du pied du fer garni de son ressort. A saillie des petits
pinçons levée sur la rive interne de l'éponge. — *Fig.* 3. A vue de
face du pinçon levé sur la rive interne de l'éponge.

Fig. 4. Fer appliqué avec son ressort au sabot. A vue perspec-
tive des pinçons logés dans les lacunes latérales entre la fourchette et les barres.

étampures sont éloignées le plus possible des talons, pour laisser à ceux-ci leur complète liberté d'expansion transversale.

On peut encore, lorsqu'on le juge utile, affaiblir la résistance des parois contractées soit en râpant la muraille en arrière, soit en pratiquant dans sa hauteur, à la limite de son tiers postérieur, une rainure verticale plus ou moins large et profonde. Les barres doivent être respectées; on les entamerait légèrement s'il était indispensable de ménager aux ailes un appui plus juste.

Dans les pieds où l'on emploie le ressort, la sole est toujours assez creuse pour l'abriter convenablement, éviter qu'il ne s'use ou ne se fausse : il pourra donc servir plusieurs fois, s'il est fabriqué de bon acier bien trempé. Il faut alors le séparer du vieux fer, le rajuster au neuf, éloignant l'extrémité des branches selon l'écartement éprouvé par les talons. Comme leur base n'a pas été trempée, il suffit de frapper à froid l'origine de leur séparation avec la panne d'un petit marteau, pour obtenir la divergence voulue.

Cette ferrure ingénieuse remplit toutes les indications, et produit des résultats remarquables. Sa grande simplicité la met à la portée du maréchal doué d'attention et d'une habileté pratique assez vulgaire; elle ne réclame pas l'usage d'instruments avec lesquels il ne soit parfaitement familiarisé. Elle a le précieux avantage de rendre le cheval capable d'accomplir sa tâche journalière; sa chaussure n'a pas d'autre aspect, n'est pas sensiblement plus lourde que celle dont il a l'habitude. Aucune partie n'est susceptible de dérangement; les tiges élastiques indépendantes du fer forment des barres artificielles, font subir au sabot une pression excentrique régulière qui agit constamment, même au repos, sur les points où elle est le plus efficace, je veux dire l'extrémité des quartiers près les arcs-boutants ; puis pendant la marche l'élasticité entre en jeu, et vient seconder la tendance physiologique des parois postérieures à s'écarter quand l'animal appuie fortement le pied sur le sol. L'exercice, à ce point de vue, aide beaucoup le traitement et concourt à l'abréger. On graisse généreusement avec l'onguent de pied ou le goudron pur, dont l'effet rend la corne si souple et liante, la muraille, les talons et la fourchette : en deux à trois mois on constate un élargissement qui finit par rétablir intégralement la forme du sabot selon les meilleurs types. Je citerai comme exemple Émilius, cheval de manége à Saumur : il fut pour moi l'objet d'un examen très-intéressant. Je possède l'empreinte du pied montoir malade, et le fer enlevé en ma présence avec son appareil au côté droit définitivement guéri. Le sabot gauche, laissé intact par comparaison, mesurait au talon $0^m,03$ seulement et montrait la déformation bien accusée de l'encastelure ; l'autre, soumis depuis trois mois à l'épreuve du système de M. l'adjudant Barbier, donnait une largeur de $0^m,045$, avait recouvré sa rondeur, les plus belles proportions, et sa fourchette saine, développée, n'eût pas laissé soupçonner les altérations qui l'avaient atteinte. Depuis qu'il est en expérience, le nouveau procédé a toujours réussi dans de nombreux essais, les chevaux de manége achetés aux éleveurs du Midi étant, par les conditions de leur travail et de leur origine, souvent affectés d'encastelure naturelle ou acquise. Sa découverte et son exécution prouvent combien, à Saumur, les études sont dirigées avec intelligence, et dispensent une instruction sérieuse.

Dr. M. GUYTON.

TABLE DES MATIÈRES

CORBEIL, TYP. ET STÉR. DE CRÉTÉ.

www.ingramcontent.com/pod-product-compliance
Ingram Content Group UK Ltd.
Pitfield, Milton Keynes, MK11 3LW, UK
UKHW031816170726
13836UKWH00003B/1438